Nodira Husenova
Jakuthon Madzhidova
Nargiza Jergasheva

DIAGNÓSTICO PRECOCE DAS PERTURBAÇÕES DO ESPECTRO DO AUTISMO EM CRIANÇAS

Nodira Husenova
Jakuthon Madzhidova
Nargiza Jergasheva

DIAGNÓSTICO PRECOCE DAS PERTURBAÇÕES DO ESPECTRO DO AUTISMO EM CRIANÇAS

Resultados das análises do teor de neuroproteínas e da composição elementar do cabelo

ScienciaScripts

Cover image: www.ingimage.com

This book is a translation from the original published under ISBN 978-620-7-64685-2.

Publisher:
Sciencia Scripts
is a trademark of
Dodo Books Indian Ocean Ltd. and OmniScriptum S.R.L publishing group

120 High Road, East Finchley, London, N2 9ED, United Kingdom
Str. Armeneasca 28/1, office 1, Chisinau MD-2012, Republic of Moldova, Europe
Printed at: see last page
ISBN: 978-620-7-62401-0

INTRODUÇÃO

A fim de melhorar a eficácia das medidas de diagnóstico e tratamento do autismo, está a ser realizada uma vasta gama de investigação científica a nível mundial, com o objetivo de estudar a base fundamental para o desenvolvimento de complicações neurológicas, desenvolver e melhorar os métodos de diagnóstico utilizando métodos de exame modernos. É dada muita atenção ao estudo dos problemas do diagnóstico precoce das perturbações do espetro do autismo, à determinação das causas dos resultados insatisfatórios do tratamento e à melhoria dos métodos de prevenção com base em métodos de investigação modernos.

Muitos anos de procura da perturbação primária, da função mental afetada responsável pela inadaptação de uma criança autista, não foram bem sucedidos e, atualmente, o autismo infantil é reconhecido como uma perturbação generalizada e generalizada do desenvolvimento mental. Atualmente, a atenção dos especialistas não se centra tanto nas manifestações de défices nas capacidades mentais individuais de uma criança autista, mas sim nos padrões gerais de perturbação no desenvolvimento de formas de interação com o mundo que a rodeia e, em primeiro lugar, com uma pessoa próxima.

Foi demonstrado que os progressos na compreensão da natureza do autismo infantil só podem ser alcançados através da compreensão da lógica unificada da perturbação do desenvolvimento afetivo e cognitivo da criança. A compreensão de que a formação deste tipo de disontogénese mental está associada a perturbações tão profundas na organização das relações da criança com o mundo traz para o primeiro plano a investigação centrada na idade mais precoce. No entanto, alguns aspectos importantes do desenvolvimento mental precoce das crianças com autismo ainda estão pouco estudados.

O desenvolvimento de meios de deteção precoce de tendências de distorção do desenvolvimento neuropsicológico e o apoio corretivo da criança antes da formação final da síndrome do autismo infantil têm como objetivo melhorar o prognóstico da sua adaptação social.

CAPÍTULO I. PROBLEMAS ACTUAIS NO DIAGNÓSTICO E TRATAMENTO DAS PERTURBAÇÕES DO ESPECTRO DO AUTISMO EM CRIANÇAS

1.1 Perturbações do espetro do autismo em crianças: uma perspetiva moderna do problema

As perturbações do espetro do autismo (PEA) são perturbações heterogéneas do neurodesenvolvimento que começam na primeira infância e se caracterizam por défices na interação social e por padrões restritos de comportamento repetitivo/estereotipado. Podem ocorrer sintomas associados, como hiperatividade, irritabilidade, insónia, convulsões, perturbações gastrointestinais e do sistema imunitário

O conceito de TEA foi formado do ponto de vista da disontogénese neuropsiquiátrica, ou seja, do desenvolvimento deficiente de funções como as emoções, a perceção, o pensamento, etc. No entanto, ao longo das últimas décadas, acumularam-se muitas provas de que o autismo não é apenas uma perturbação psicológica, uma vez que uma certa parte das crianças com EDA são diagnosticadas com síndromes genéticas e cromossómicas, várias anomalias cerebrais, doenças metabólicas, etc. Durante muito tempo, não se deu muita importância à combinação do autismo com outros síndromes clínicos, mas a elevada frequência destes casos acabou por levar ao aparecimento do termo autismo "sindrómico ou atípico", ou seja, quando o autismo é um dos síndromes de outra doença.

De acordo com a Classificação Internacional de Doenças ICD-10, as perturbações autistas propriamente ditas incluem

- Autismo infantil (F84.0) (perturbação autista, autismo infantil, psicose infantil, síndroma de Kanner);

- autismo atípico (com início após os 3 anos de idade) (F84.1);

- Síndrome de Rett (F84.2);

- Síndrome de Asperger - psicopatia autista (F84.5);

O problema do autismo no mundo começa a fazer-se sentir de muitas formas e, sobretudo, o número de pessoas afectadas está a aumentar em relação aos anos anteriores. De acordo com a OMS, a prevalência do autismo está a aumentar 14% todos os anos e, na China, até 20% por ano. Acredita-se que a tendência ascendente continuará no futuro.

A etiologia da EAR é bastante complexa. Podem estar envolvidos factores genéticos, epigenéticos, infecciosos, auto-imunes, metabólicos, nutricionais e tóxicos. Várias regiões cerebrais, vias neurais, neurotransmissores, neuropeptídeos, citocinas, moléculas sinápticas e processos de transdução de sinal podem ser afectados (1). A etiologia do autismo pode ser identificada em cerca de 40% dos casos, a causa dos restantes é desconhecida (2). Segundo alguns autores, o risco de autismo aumenta com o aumento da idade do pai na altura da conceção (3, 4, 5).

As causas cromossómicas e genéticas do autismo podem ser responsáveis por até 50% de todos os casos de PEA, e quanto mais grave for o autismo, mais provável é a sua origem genética (6, 7). Em particular, o autismo afecta até 47% dos pacientes com síndrome do cromossoma X-frágil, até 10% dos pacientes com síndrome de Down e até 48% dos pacientes com esclerose tuberosa (9).

Em gémeos idênticos, as PEA são recorrentes em 70-97% dos casos, e em gémeos dizigóticos em 10-24%. Um facto interessante é que algumas ou outras características autistas estão presentes nos familiares do doente em 90% dos casos (8, 10). De acordo com vários cientistas que realizaram a maioria dos estudos de base populacional, a prevalência das PEA é de 1 por 100 raparigas e 4 por 100 rapazes (95).

Até há pouco tempo, pensava-se que as perturbações do espetro do autismo eram perturbações do metabolismo dos neurotransmissores, nomeadamente da serotonina. Atualmente, são consideradas as seguintes hipóteses principais de autismo:

1. Aumento da excitabilidade do cérebro devido a uma perturbação da relação entre os processos de excitação e de inibição nas sinapses nervosas (11)

2. Desenvolvimento anormal do próprio neurónio e, consequentemente, formação anormal de sinapses (12).

Mas, em ambos os casos, o fator unificador é o modelo cortical-desconectivo do autismo atualmente dominante (14), segundo o qual as PEA surgem devido ao aumento ou diminuição da atividade das conexões funcionais e da sincronização neuronal das vias neurais. Foi demonstrado que esta atividade se correlaciona significativamente com deficiências comunicacionais, sociais, cognitivas e sensório-motoras em crianças com autismo.

O aumento da excitabilidade dos neurónios cerebrais pode servir de base patogénica para o desenvolvimento de epilepsia em doentes com PEA. De acordo com estudos recentes, a incidência de epilepsia no autismo pode atingir os 30% (13, 15). A epilepsia é mais frequentemente observada em doentes com autismo moderado a grave e têm um impacto muito desfavorável no estado cognitivo e emocional.

Devido a estas complexidades, o desenvolvimento da farmacoterapia para as PEA tem progredido com grande dificuldade. A acentuada heterogeneidade destas perturbações sugere que diferentes tratamentos serão eficazes para diferentes doentes. A deteção e intervenção precoces são necessárias quando o cérebro é mais plástico e as alterações são mais facilmente reversíveis; no entanto, alguns estudos sugerem que a farmacoterapia também pode ser eficaz em adultos. Os biomarcadores podem ajudar a estratificar os subgrupos e a prever a resposta ao tratamento. O objetivo final é tratar os sintomas nucleares da SRA; no entanto, a maioria das abordagens farmacoterapêuticas actuais visa os sintomas associados à

SRA.

Os antipsicóticos atípicos risperidona e aripiprazol estão aprovados nos EUA para o tratamento de perturbações comportamentais (agressão, automutilação, explosões de raiva) em crianças com PEA. A utilização de inibidores selectivos da recaptação da serotonina (ISRS), como a fluoxetina e o citalopram, tem sido estudada no tratamento das EAR: estudos monocêntricos demonstraram a sua eficácia no tratamento do comportamento estereotipado em crianças e adultos, mas estudos multicêntricos não demonstraram essa eficácia, exceto num grupo de indivíduos com irritabilidade aumentada. A utilização de anticonvulsivantes tem sido estudada para perturbações comportamentais como a impulsividade, o comportamento autolesivo e a agressividade, que são comuns na SRA: os valproatos, que actuam através da potenciação da atividade inibitória do sistema GABAérgico e através de efeitos epigenéticos, demonstraram eficácia na redução da irritabilidade e do comportamento impulsivo-agressivo em crianças com SRA. Os fármacos aprovados para o tratamento da perturbação de défice de atenção e hiperatividade (PHDA) foram também utilizados em estudos para o tratamento de crianças com PEA e mostraram uma eficácia moderada para sintomas como a hiperatividade (metilfenidato, dextraanfetamina, atomoxetina) e a irritabilidade (clonidina).

As abordagens farmacoterapêuticas experimentais mais recentes para o tratamento da SRA baseiam-se no conhecimento da neurobiologia molecular e da genética da SRA (16). Um grupo desses medicamentos tem como objetivo manter o equilíbrio entre a excitação e a inibição em áreas corticais do cérebro. Estes medicamentos visam os receptores metabotrópicos de glutamato (como os antagonistas mGlu5), os receptores NMDA (como o antagonista dos receptores NMDA, a memantina) e os receptores AMPA (como os potenciadores dos receptores AMPA, as ampaquinas). A utilização de antagonistas mGlu5 foi investigada em indivíduos com EAR associada à síndrome do X frágil ligado ao X e mostrou-se promissora neste subgrupo de doentes. Os agentes GABAérgicos, como o agonista dos receptores GABA-B, arbaclofeno (STX209), demonstraram eficácia no tratamento da irritabilidade e do isolamento social em crianças com EAR.

A hormona peptídica oxitocina desempenha um papel importante na interação social e no comportamento. Em adultos com PEA, a administração intravenosa de doses elevadas de oxitocina reduziu o comportamento estereotipado e melhorou gradualmente a clareza do reconhecimento das emoções no discurso. A administração por via intranasal melhorou a interação social em crianças, adolescentes e adultos com EAR. Um antagonista do recetor 1a da vasopressina teve um efeito sobre o reconhecimento de emoções no discurso, como o medo e a paixão, em adultos com SRA de alto funcionamento.

O fator de crescimento semelhante à insulina 1 (IGF-1) desempenha um papel importante na maturação, no desenvolvimento e na conetividade do sistema nervoso, que se encontra comprometido na SRA. Estudos em ratinhos com uma mutação no gene Shank-3, que é um modelo da síndrome de Phelan-McDermid que pode estar associado a alguns casos de SRA, mostraram que o IGF-1 pode inverter as alterações estruturais nos receptores de glutamato ionotrópicos, as alterações na plasticidade sináptica funcional e as perturbações no equilíbrio excitação/inibição. Um ensaio clínico com IGF-1 humano recombinante em crianças com síndroma de Phelan-McDermid mostrou melhorias nos domínios do isolamento social e do comportamento restrito.

Os fármacos imunossupressores e os inibidores da síntese proteica, como o inibidor mTOR rapamicina, demonstraram ser eficazes para o isolamento social em algumas formas de EAR.

O gene do recetor alfa-7 nicotínico da acetilcolina (nACR) está associado ao autismo na PHDA. Os medicamentos para o nACR, incluindo a mecamilamina, a administração transdérmica de nicotina e o donesepil, têm sido utilizados em ensaios clínicos. Alguns antagonistas do nACR alfa-7, como a galantamina, mostraram-se promissores em modelos animais e ensaios clínicos.

A medicina complementar e alternativa também tem sido investigada na terapia da RAS. No entanto, não podem ser claramente regulamentadas e não foram estudadas em ensaios clínicos de grande escala. Além disso, a sua segurança e eficácia não foram determinadas com exatidão. O tratamento com suplementos alimentares pode complementar, mas não substituir, os tratamentos aprovados para as EAR. A melatonina pode ser utilizada para as perturbações do sono, os ácidos gordos ómega 3 para o comportamento estereotipado e para melhorar a socialização. Pensa-se que as preparações de vitamina B12 protegem contra os danos oxidativos nas EAR. A curcumina, o ingrediente ativo da curcuma, pode ser benéfica na SRA, possivelmente devido às suas propriedades antioxidantes e anti-inflamatórias. Os probióticos, como o iogurte, podem ter efeitos benéficos no microbioma intestinal e nas citocinas pró-inflamatórias que podem desempenhar um papel na patogénese da EAR.

Consequentemente, a incrível heterogeneidade dos RAS complica o desenvolvimento de novas farmacoterapias. O tratamento personalizado é preferível, e os estudos de populações com doenças órfãs podem acelerar o desenvolvimento de farmacoterapias. A conceção de futuros ensaios clínicos deve centrar-se na estratificação dos doentes com base em biomarcadores e na etiologia (por exemplo, imuno-inflamatória) e em populações-alvo estratificadas por sintomas clínicos.

Novas abordagens psicofarmacológicas, como os antagonistas da oxitocina/vasopressina, os agentes anti-inflamatórios, o IGF-1, os medicamentos que regulam os processos de excitação/inibição, os inibidores da síntese proteica e os medicamentos direccionados para o microbioma podem ser definitivamente promissores. Os medicamentos existentes, como os anticonvulsivantes, os SSRI e os antipsicóticos atípicos, podem ser eficazes em alguns doentes. É importante estudar a eficácia dos medicamentos em crianças pequenas que podem beneficiar de uma intervenção precoce. O objetivo final da farmacoterapia do SRA será associar a terapêutica aos mecanismos moleculares subjacentes à doença em cada doente.

1.2 A neuropatologia do autismo

As EAR caracterizam-se por anomalias estruturais e funcionais dinâmicas e dependentes da idade. A heterocronia do desenvolvimento, em que diferentes partes do cérebro crescem a ritmos diferentes, é uma caraterística anatómica definidora associada à perturbação (Carper & Courchesne, 2016; Carper et al., 2016; Carper et al., 2015; Courchesne et al., 2011; Sparks et al., 2015). É provável que as alterações topográficas causadas pela heterocronia do desenvolvimento resultem em alterações na citoarquitectónica que permitem distinguir perturbações neurológicas específicas no autismo. Um maior desvio da trajetória normal do desenvolvimento cerebral pode ser usado como um meio de diagnosticar subtipos específicos no futuro (Courchesne et al., 2014). Os distúrbios da conetividade local e global são caracterizados pelo desenvolvimento excessivo de redes de conetividade local em detrimento da conetividade de longo alcance (Casanova et al., 2013; Courchesne & Pierce, 2016). As anomalias de desenvolvimento típicas da EAR são as seguintes. Elas são fontes de alterações estruturais e funcionais que formam o fenótipo clínico. As crianças com RAS têm tipicamente macrocefalia e macroencefalia, duas características que são evidentes antes e no momento do diagnóstico clínico. Apesar dos dados contraditórios, pelo menos um estudo a longo prazo demonstrou que, à nascença, o perímetro cefálico das crianças com EAR é significativamente mais pequeno do que o das crianças neurotípicas (Courchesne et al., 2014), mas torna-se significativamente maior aos 6-14 meses de idade (Courchesne et al., 2014). As medidas do perímetro cefálico sugerem o tamanho exato do cérebro, e os estudos de ressonância magnética mostraram que o volume cerebral nas crianças autistas é maior do que nas crianças de controlo (Bartholomeusz et al., 2015; Piven et al., 2010). O volume cerebral em crianças autistas aumenta mais frequentemente entre os 2 e os 4,5 anos de idade, sendo a substância branca cerebelar e cerebral (CWM) a principal causa do aumento (Courchesne et al., 2011). Esta macroencefalia parece ter tendência para se manifestar em determinadas áreas, mas os resultados dos estudos volumétricos são contraditórios. Por exemplo, um estudo mostrou que o aumento do volume da VB ocorre mais nos lobos frontais e menos nos lobos occipitais. No entanto, outros estudos sugerem que os aumentos de volume são mais intrínsecos aos lobos occipital e parietal (Filipek, 2010; Piven et al., 2010). O crescimento excessivo do cérebro também pode estar relacionado com polimorfismos genéticos de neurotransmissores-chave (Wassink et al., 2017; Davis et al., 2017; Razanahan et al., 2009). A aceleração do crescimento cerebral precede e está associada ao aparecimento de sintomas clínicos, e padrões de crescimento específicos reflectem a gravidade da EAR (Courchesne et al., 2014; Dawson et al., 2017; Dementieva et al., 2016).

As trajectórias de crescimento cerebral em crianças com PEA abrandam após o primeiro ano de vida, estabilizam na adolescência e são comparáveis ao normal na idade adulta (Redclay & Courchesne, 2016). As consequências funcionais do desenvolvimento anormal do cérebro observadas no autismo explicam muitas das características comportamentais próprias da perturbação (Cohen, 2017). Embora o tamanho do cérebro de pacientes autistas na idade adulta seja bastante comparável ao dos controlos, a patologia intrínseca permanece e mostra que a conetividade funcional entre domínios está prejudicada.

Estudos de ressonância magnética revelam muitas características neuroanatómicas distintas associadas ao autismo, como um aumento significativo no volume da VB. Normalmente, a VB ocupa menos de um terço do volume total do cérebro, mas os pacientes autistas têm 65% mais do que os controlos (Herbert et al., 2014). Com o mesmo volume cerebral total, os pacientes autistas demonstram um maior volume de VB do que os representantes do grupo de controlo da mesma idade. Isto sugere que o aumento do volume da VB é uma caraterística associada ao autismo e não uma manifestação de macrocefalia (Bigler et al., 2010; Herbert et al., 2014). Quando a VB do cérebro foi dividida em uma zona externa que consiste em conexões cortico-corticais inter-hemisféricas e uma zona interna contendo compartimentos conectivos e sagitais, um aumento na VB externa foi observado em todos os lobos cerebrais com predominância nos lobos frontais, enquanto que nenhum aumento na VB interna foi observado no autismo (Herbert et al., 2015). Além disso, em comparação com os controles, o autismo mostrou diminuição do volume da VB em diferentes regiões do corpo caloso (Hardan et al., 2017; Hardan et al., 2019; Piven et al., 2021).

Tal como acontece com os dados sobre o aumento geral do cérebro, a concentração de VB em pacientes autistas mais velhos é ligeiramente maior do que nos controlos (Chung et al., 2014; Waiter et al., 2015). O crescimento excessivo de certas regiões da VB faz parte de um processo patológico que perturba o desenvolvimento da estrutura e função normais do cérebro no autismo, embora os mecanismos moleculares subjacentes a estes processos não sejam atualmente bem compreendidos. Análises volumétricas mostram que anormalidades em múltiplas estruturas corticais e subcorticais estão associadas ao autismo. O sistema límbico, que é responsável pela emoção, memória e motivação, é invariavelmente afetado. Os resultados de vários estudos sugerem um tamanho reduzido da amígdala e do hipocampo em pacientes autistas, bem como um desempenho reduzido em tarefas neuropsicológicas que envolvem essas áreas (Aylward et al., 2016; Herbert et al., 2014; Loveland et al., 2017; Saitoh et al., 2011). No entanto, outros estudos mostram que o volume do hipocampo de crianças com autismo é maior em comparação com os controlos, e a amígdala é aumentada apenas em crianças pequenas com autismo (Schumann et al., 2015). Embora estas partes do sistema límbico possam ser maiores em crianças com autismo, elas são menores em adultos em comparação com os controlos (Aylward et al., 2016). Anormalidades no nervo ótico também foram observadas, que incluem aumento da densidade de empacotamento celular, diminuição do tamanho das células, e uma diminuição global no volume do nervo ótico em pacientes com autismo (Hardan et al., 2013; Schultz et al., 2016; Tsatsanis et al., 2014). O aumento do volume do lobo occipitotemporal e do hemisfério cerebelar está associado ao autismo (Brambilla et al., 2014). O crescimento excessivo dos lobos frontal e temporal e da amígdala coincide com um aumento anormal da taxa de crescimento cerebral que ocorre entre 2 e 4 anos de idade em crianças com autismo. Embora o afinamento cortical geralmente ocorra com a idade, o processo é mais rápido em pacientes com autismo.

De acordo com a ressonância magnética em termos de voxel, o conteúdo de massa cinzenta está reduzido em certas áreas e o volume total de líquido cefalorraquidiano está significativamente aumentado em pacientes com autismo em comparação com os controlos. Outros estudos sugerem um aumento do volume de massa cinzenta em certas áreas no autismo (Rojas et al., 2013). Embora alguns estudos de fMRI tenham produzido resultados contraditórios, eles encontraram um crescimento cerebral desequilibrado no autismo da primeira infância, com trajectórias de crescimento atípicas e diferenciadas por região. As primeiras tentativas de estudar as alterações neuropatológicas no autismo foram feitas na década de 1980 por muitos grupos. Como resultado, cinco características neuropatológicas foram associadas ao autismo: aumento do peso do cérebro e do volume do BV na infância, redução do tamanho dos neurónios e aumento da densidade de empacotamento celular no sistema límbico do prosencéfalo, redução do número de células de Purkinje no cérebro, alterações relacionadas com a idade no tamanho das células e no número de núcleos no giro diagonal, cerebelo e oliva inferior, e malformações do córtex e do tronco cerebral.

Os estudos post-mortem do autismo mostram, na maioria das vezes, uma redução significativa do número de células de Purkinje no cerebelo em comparação com os controlos. O tamanho das células de Purkinje no autismo também é menor em comparação com os controlos do mesmo sexo e idade. Anomalias no tamanho e número de neurónios nos núcleos sanguíneo, globular e de cortiça também estão presentes e parecem mudar com a idade. O que se segue é um resumo da lista de características neuropatológicas do autismo observadas pelos diferentes grupos.

As anomalias morfológicas corticais e subcorticais associadas ao autismo envolvem mais frequentemente o sistema límbico.

Estudos histológicos mostraram que os pacientes autistas têm células hipocampais mais pequenas e ramificações dendríticas simplificadas em comparação com os controlos da mesma idade (Raymond et al., 2010).

Os dados relativos ao tamanho e à densidade de empacotamento dos neurónios na amígdala no autismo são inconsistentes. Enquanto alguns estudos mostram uma diminuição do tamanho dos neurónios e um aumento da densidade de empacotamento, outros não mostram diferenças significativas no tamanho das células, mas uma diminuição significativa do número de neurónios na amígdala em doentes autistas. De acordo com os dados, a densidade de empacotamento das células no hipotálamo e no corpo mastoide está aumentada. Foi encontrado um tamanho mais pequeno de neurónio nos gânglios basais e no cerebelo em crianças autistas dos 4 aos 7 anos de idade, especialmente nas células de Purkinje, núcleos dentados, amígdala, núcleo contíguo, núcleo caudado e concha. À medida que o adulto envelhece, o tamanho volta ao normal. Foi também observada uma redução geral da densidade dos axónios e dos dendritos no cérebro autista. Estes estudos indicam um crescimento neuronal atrofiado, como evidenciado pela displasia cortical, que depende da estrutura do cérebro, ocorre no autismo e sofre alterações durante a vida. Os estudos neuropatológicos do autismo revelaram várias anomalias morfológicas do tronco cerebral e do cerebelo. Observa-se uma abundância de neurónios nos núcleos da oliveira inferior, mas o seu tamanho muda com a idade. Assim, são maiores nas crianças com menos de 12 anos e mais pequenos nos adultos com mais de 21 anos do que nos controlos da mesma idade. As regiões de varioli pontine, medula oblongata e região sagital média são menores nos pacientes autistas, e a varioli pontine parece desenvolver-se mais rapidamente no autismo do que nos controlos. Como mencionado anteriormente, o cerebelo é o local mais comum de anormalidade no autismo. As alterações na densidade e no número de células de Purkinje são mais proeminentes em determinadas áreas. A hiperplasia e a hipoplasia são visíveis na região do vermis cerebelar. Estes estudos sugerem a presença de atrofia do córtex das partes laterais dos hemisférios cerebelares e a ausência de células de Purkinje em algumas áreas. É possível que algumas destas alterações sejam o resultado de alterações agonais e pré-agonais.

Recentes descobertas cerebrais do Autism Tissue Programme (ATP) (n=35) mostraram que cerca de um terço dos doentes (n=11) morreram por afogamento (dois receberam reanimação cardiopulmonar e permaneceram vivos indefinidamente). Os restantes vinte e três morreram de várias causas, incluindo: hipoxia, convulsões, insuficiência circulatória, envenenamento do sangue, encefalopatia anóxica, etc. Muito provavelmente, a hipóxia ou a hipóxia em conjunto com a reperfusão podem ter causado a perda de tipos de células vulneráveis (por exemplo, células de Purkinje) ou alterações neuroinflamatórias. De facto, algumas das incidências de inflamação dos nervos (por exemplo, gliose predominante da substância branca) em doentes autistas são semelhantes às dos que morreram após asfixia ou afogamento. Por conseguinte, estas alterações podem refletir a causa de morte dos doentes e não a própria patologia do autismo. As minicolunas neocorticais, as unidades arquitectónicas e funcionais básicas do cérebro humano nas quais se agrupam os neurónios do córtex cerebral, são mais pequenas, mais numerosas e menos compactas nos doentes autistas do que nos controlos.

Embora esta patologia tenha sido observada bilateralmente nos campos 3, 4, 9, 17, 21 e 22 de Brodmann, as minicolunas mais estreitas foram encontradas no córtex pré-frontal dorsolateral dos cérebros de pacientes autistas.

A diminuição do tamanho dos neurónios neocorticais e dos seus núcleos é, muito provavelmente, um indicador de conetividade funcional reduzida ou prejudicada entre áreas corticais distantes, com uma tendência para o processamento de informação local em vez de global. A redução do tamanho do corpo caloso e do giro confirma a presença de uma rede de conetividade cortical limitada que favorece as fibras cortico-corticais de curto alcance em detrimento das fibras comissurais de longo alcance.

As malformações corticais foram observadas em doenças causadas por anomalias da proliferação celular e da apoptose,

migração celular, organização cortical e orientação axonal. Assim, as anomalias das minicolunas encontradas em doentes autistas sugerem que a causa da patologia original parece estar no desenvolvimento embrionário ou pós natal precoce.

Estudos de correlações clinicopatológicas no autismo encontraram ligações entre várias áreas de défice funcional e anomalias do sistema nervoso primário. Uma das principais características da sintomatologia das PEA é a limitação das capacidades de fala relacionadas com a compreensão da semântica e da pragmática social. Estudos sobre as áreas do neocórtex responsáveis pela fala mostraram uma diminuição da densidade neuronal na área de Wernicke (PB 22) e no giro angular (PB 39), e um aumento da densidade das células gliais nestas áreas e na área de Broca (PB 44) nos doentes autistas, em comparação com os controlos. Os investigadores sugerem que as alterações estruturais nas áreas corticais responsáveis pela fala são responsáveis pela ocorrência de perturbações da comunicação nos doentes autistas. Uma outra caraterística importante dos doentes com EAR é a incapacidade de interação social, de contacto visual e de expressões faciais. Verificou-se que os doentes autistas têm problemas de reconhecimento, perceção e reconhecimento facial. Estudos que utilizaram a ressonância magnética funcional (fMRI) demonstraram que os doentes autistas apresentam uma atividade reduzida do giro fusiforme, que é responsável pelo reconhecimento das características faciais humanas. Estudos neuropatológicos encontraram uma redução no número e no volume de neurónios no giro fusiforme e sugeriram que conexões subdesenvolvidas entre o córtex visual primário (PB 17) e o giro fusiforme são responsáveis pelo fraco reconhecimento de características faciais no autismo (van Kooten et al., 2017). Distúrbios de habilidades motoras grossas e finas também são muito comuns em pacientes com autismo . Foi sugerido que as deficiências sensório-motoras podem estar associadas a alterações patológicas nos gânglios basais e no cerebelo. Foi observada uma correlação positiva entre o volume do núcleo caudado e a frequência de tais sintomas no autismo. Os achados cerebelares, que incluem uma diminuição do número de células de Purkinje GABAérgicas e um aumento da inibição direta através dos neurónios em cesto, sugerem uma alteração da inibição das células cerebelares, que pode ter um efeito direto nas mandíbulas cerebelares e corticais e levar a alterações no desempenho motor e percetivo. A gama definida de perturbações cognitivas no autismo mostra que o QI não-verbal dos doentes é normalmente superior ao QI verbal e que os níveis perceptivos nos testes de inteligência são normalmente baixos.

Estas deficiências cognitivas estão muito provavelmente relacionadas com perturbações na memória e nos sistemas límbicos. Foi observada uma redução do tamanho da formação hipocampal e da amígdala no autismo, bem como uma simplificação da ramificação dendrítica no hipocampo. Foi também observada uma redução do volume do córtex cingulado anterior e uma redução da atividade cerebral nos exames de tomografia por emissão de positrões (PET) nos doentes autistas. O núcleo caudado é responsável pela aprendizagem, memória a curto e longo prazo, planeamento e resolução de problemas, pelo que a observação de alterações no núcleo caudado em crianças autistas pode ajudar a explicar os défices cognitivos inerentes ao autismo. Estudos neuroanatómicos e neuropatológicos revelaram um padrão de desenvolvimento atípico nas PEA. No início dos sintomas clínicos, os cérebros dos doentes autistas são geralmente maiores do que os dos controlos. A razão é um aumento desproporcionado do volume da substância branca em algumas áreas. A heterocronia do desenvolvimento é uma das características que definem a EAR, mas as discrepâncias nos resultados impossibilitam a comparação entre eles. Estas discrepâncias envolvem muitos factores, sobretudo diagnósticos de doentes e critérios de exclusão contraditórios. Um desafio estatístico é a recolha de dados, devido à pequena dimensão da amostra. Os resultados são também distorcidos por factores como as comorbilidades, o QI, o tempo decorrido desde a morte, a causa da morte e a história clínica. No entanto, apesar dos dados contraditórios, é evidente que as perturbações neurológicas características estão associadas aos principais sintomas da EAR. A análise visual pode ser utilizada para identificar indivíduos com perturbações autistas, síndroma de Asperger ou perturbação pervasiva do desenvolvimento, pelo que pode ser amplamente utilizada no diagnóstico. As deficiências de processamento típicas associadas a limitações da rede neuronal estão subjacentes aos comportamentos observados e definidores das PEA e sugerem que o autismo é uma perturbação relacionada com o processamento de informação neural. A forma como estas perturbações neurobiológicas afectam especificamente o fenótipo comportamental ainda está a ser investigada. Resumindo todos os dados, parece que, embora as anomalias observadas nos cérebros dos doentes autistas representem uma neuropatologia a longo prazo que continua a alterar-se na idade adulta, este processo pode ter uma origem pré-natal.

1.3 Macro e micronutrientes na etiologia e na patogénese da perturbação do espetro do autismo nas crianças

–As tentativas de encontrar uma relação entre o estado elementar e a EAR em crianças, de acordo com os dados da Pubmed, foram efectuadas já no final dos anos 70 e início dos anos 80 (Gentile et al., 1983). Foram comunicadas diferenças significativas no estado elementar das crianças com EAR: concentrações mais baixas de cálcio, magnésio, cobre, manganês, crómio, cobalto e concentrações mais elevadas de lítio no cabelo, em comparação com a população normotípica (Wecker et al., 1985).

Estudos realizados na década de 2000 confirmaram parcialmente os resultados de Wecker et al. Por exemplo, Al-Ayadhi encontrou concentrações significativamente mais baixas de cálcio, cobre, crómio, manganês, ferro e cobalto em amostras de cabelo de crianças com PEA em comparação com crianças normotípicas (Al-Ayadhi, 2016). Estudos realizados por Adams et al, bem como por Skalny et al, relataram níveis quase duas vezes mais baixos de iodo e crómio no cabelo de crianças com EAR (Adams et al, 2013; Skalny et al, 2017).

Priya, Geetha (2011) demonstraram que as concentrações de magnésio e selénio no cabelo e nas unhas de crianças com PEA estavam significativamente reduzidas em comparação com o grupo de controlo. Além disso, foi demonstrado que os níveis de cobre no cabelo das crianças estavam correlacionados com a gravidade das manifestações da SAA. Níveis baixos de cobre no cabelo foram associados a autismo de alto funcionamento. Um estudo mostrou também uma diminuição significativa da concentração de zinco no cabelo e nas unhas das crianças do grupo com autismo pouco funcional em comparação com o grupo de controlo (Priya, Geetha, 2011).

–Yasuda et al. relataram que a deficiência de magnésio e zinco no cabelo é caraterística de um grupo de crianças pequenas com RAS (0 3 anos), e em crianças mais velhas é quase nivelada (Yasuda et al., 2013).

Blaurock-Busch et al. encontraram uma correlação negativa entre a concentração de zinco no cabelo e as manifestações de nervosismo e fobia em crianças com RAS (Blaurock-Busch et al., 2012).

Em contrapartida, num estudo realizado por Al-Farsi et al. as crianças com EAR apresentavam níveis significativamente mais elevados de elementos como o sódio, magnésio, potássio, zinco e ferro, mas níveis mais baixos de cálcio e cobre em amostras de cabelo (Al-Farsi et al., 2013).

Baixos níveis de cálcio no cabelo de crianças com TEA também foram relatados por Blaurock-Busch et al. e Fiłon et al. (Blaurock-Busch et al., 2012; Fiłon et al., 2020). A meta-análise é um método sensível de análise de um grande número de estudos originais sobre um problema específico e de avaliação da validade dos resultados obtidos.

Uma recente revisão sistemática e meta-análise efectuada por Saghazadeh et al. confirma as diferenças no estado elementar do cabelo de crianças com EAR em comparação com crianças normotípicas. O estudo mostrou que o teor de crómio, cobalto, iodo, ferro e magnésio no cabelo era significativamente mais baixo nos doentes com EAR do que nos indivíduos do grupo de controlo.

Os resultados ajudam a enfatizar o papel dos elementos no desenvolvimento da EAR (Saghazadeh et al., 2017). Todos estes estudos realizados em diferentes partes do mundo sugerem que existe um desequilíbrio de minerais vitais e níveis alterados de metais pesados no cabelo de crianças com EAR. Os dados contraditórios sobre o teor de elementos individuais no cabelo de pacientes com EAR exigem uma investigação mais aprofundada para identificar factores associados susceptíveis de influenciar o resultado - como a área de residência e as características geoquímicas da localidade, os padrões nutricionais regionais, as características genéticas do metabolismo dos elementos, a composição por sexo e idade dos grupos de estudo, o tipo de EAR, as interacções antagónicas entre elementos, etc.

O magnésio é um catião regulador que modula a sinalização do ácido gama-aminobutírico (GABA) e influencia os processos de inibição no sistema nervoso (Stangherlin et al., 2018). Trabalhos recentes de Yamanaka et al. mostraram que os iões de magnésio são necessários para a ativação das vias de sinalização CREB e mTOR (as vias de sinalização CREB e mTOR) e contribuem para a maturação estrutural e funcional das redes neuronais. A libertação de iões de magnésio foi mediada pela atividade do recetor GABAA (recetor GABAA) (Yamanaka et al., 2018). Por sua vez, um desequilíbrio entre os sistemas cerebrais excitatórios (mediados por glutamato) e inibitórios (mediados por GABAA) é um mecanismo fisiopatológico comum na RAS (Coghlan, 2012). Níveis excessivos de glutamato e outras moléculas excitatórias levam à sobre-excitação e ativação de recetores ionotrópicos de glutamato (NMDAR e AMPAR) com subsequente acumulação de cálcio nos neurónios e a ocorrência de toxicidade de neurotransmissores excitatórios (excitotoxicidade, excitotoxicidade) (Strunecka et al., 2018). O aumento dos níveis de cálcio no citosol é explicado pelo facto de o excesso de glutamato levar a uma abertura mais prolongada dos canais de cálcio e a um aumento do influxo de cálcio nas células. O influxo de cálcio intracelular desencadeia a produção de radicais livres, o que, em última análise, leva à disfunção mitocondrial e à apoptose celular (Essa et al., 2013). O magnésio, por outro lado, através da regulação da atividade do NMDAR, reduz a concentração de cálcio intracelular e a excitabilidade neuronal (Blanke et al., 2009). Também foi demonstrado que o magnésio desempenha um papel na regulação da resposta neuroinflamatória, que é outro mecanismo patogénico do desenvolvimento do SRA. O magnésio modula a atividade de factores de transcrição, como o fator nuclear kappa-bi (NF-kB). O NF-κB é uma proteína presente em quase todos os tipos de células e proporciona a regulação da resposta imunitária ao induzir a expressão de citocinas e quimiocinas inflamatórias (Young et al., 2011). Em trabalhos recentes, foi demonstrado que o magnésio previne a ativação do NF-κB inibindo a translocação nuclear e a fosforilação do NF-κB (Hu et al., 2018). O magnésio, juntamente com multivitaminas, probióticos, vitamina D3 e preparações de ácidos gordos ómega 3, está entre as terapias complementares mais comuns para a RAS. Em um estudo de Trudeau et al (2019), foi observado que 28,1% dos pacientes estudados com RAS receberam preparações de magnésio. No entanto, a eficácia desses medicamentos ainda não foi confirmada (Trudeau et al., 2019). Em particular, a meta-análise Cochrane de 2013 encontrou evidências insuficientes da eficácia do MagneB6 no tratamento da RAS (Nye, Brice, 2016).

O cálcio desempenha um papel fundamental no desenvolvimento do sistema nervoso (Lohmann, 2009). O cálcio intracelular actua como um mensageiro secundário e tem muitas funções reguladoras. É bem sabido que, nas terminações nervosas, o cálcio ativa a libertação de neurotransmissores (Neher et al., 2017). A transdução de sinais é possibilitada por proteínas de ligação ao cálcio que captam alterações na concentração celular de iões de cálcio, interagindo com alvos reguladores a jusante. Um exemplo de tais proteínas de sensor de cálcio é a família de sensores de cálcio neuronais (NCSs), que são expressos predominantemente em neurónios e células fotorreceptoras (Weiss et al., 2010). O recetor de cálcio neuronal-1 (NCS-1) está envolvido na neurotransmissão, no crescimento dos axónios, na plasticidade sináptica, na aprendizagem e no comportamento motivado (Dason et al., 2012). Um estudo realizado por deRezende et al. num modelo de ratinho mostrou que a falta de NCS-1 resulta em comportamento depressivo e ansioso, deficiências no raciocínio espacial e na memória (de Rezende et al., 2014). As perturbações no NCS-1 são encontradas numa série de doenças neuropsiquiátricas, como a esquizofrenia, a perturbação bipolar (D'Onofrio et al., 2014) e a AR (Piton et al., 2017). –Outros sensores de cálcio conhecidos, os receptores extracelulares sensíveis ao cálcio (CASRs), que regulam as glândulas paratiróides e a homeostase sistémica do cálcio, também estão presentes nos neurónios e ajudam a controlar o crescimento axonal e dendrítico no cérebro em desenvolvimento (Vizard et al., 2017). Liu et al. demonstraram o papel dos CASRs na formação de conexões interneuronais e na mielinização num estudo de modelo animal. Os ratinhos com receptores CASR desligados (um modelo de hiperparatiroidismo neonatal) tinham um peso cerebral reduzido e apresentavam um atraso na expressão do antigénio nuclear das células em proliferação (Liu et al., 2013). As canalopatias de cálcio estão associadas a várias doenças neuropsiquiátricas, como a esquizofrenia, a psicose maníaco-depressiva, a enxaqueca e a SRA (Gargus 2009; Berridge, 2014). Num estudo recente de associação de todo o genoma, foi demonstrado que a sinalização do cálcio deficiente é um fator patogénico comum para estas condições psicopatológicas (Cross-Disorder Group of the Psychiatric Genomics Consortium, 2013).

Os canais de potássio e de sódio são proteínas altamente heterogéneas que são amplamente expressas no SNC, onde definem o potencial de repouso da membrana dos neurónios e da glia, formam o potencial de ação, regulam a condução dos impulsos nervosos, a ativação e a libertação de neurotransmissores. A sua disfunção é um dos principais factores que contribuem para a disfunção do sistema nervoso (Eijelkamp et al., 2012) e conduz ao aparecimento de um comportamento social deficiente (Bausch et al., 2018). Um número crescente de estudos sugere um papel para os defeitos genéticos nos canais iónicos (canalopatias) na patogénese da RAS. As canalopatias têm efeitos profundos na função cerebral, perturbando a homeostase extra e intracelular de macronutrientes (Schmunk et al., 2013). Nos últimos anos, as capacidades de sequenciação de alto rendimento identificaram polimorfismos e variantes raras nos genes que regulam os canais de cálcio, sódio e potássio que predispõem à RAS (Weiss et al., 2014; Lee et al., 2014), bem como doenças associadas, como a epilepsia (Keller et al., 2017), a PHDA (Rejersen et al., 2017) e a enxaqueca (Gargus, 2009). Curiosamente, os doentes com EAR que sofrem de canalopatia de potássio ou de sódio têm maior probabilidade de sofrer de epilepsia concomitante (D'Adamo et al., 2011a).

O zinco desempenha um papel importante na neurogénese, regulando a taxa de síntese de ADN, ARN e proteínas no cérebro, a migração neuronal, a neurotransmissão no hipocampo e a expressão do gene do fator de crescimento semelhante à insulina-1 (IGF-1) (Adamo et al., 2010). Um nível suficiente de zinco intrauterino é importante para o desenvolvimento e a função adequados do hipocampo, do cerebelo e do sistema nervoso autónomo (Fuglestad et al., 2017). O zinco assegura a produção de metalotioneínas (Park et al., 2011), que são essenciais para a desintoxicação de metais pesados no organismo (Aschner, 2010). Coghlan et al. (2012) sugeriram que a disfunção nas sinapses excitatórias e inibitórias é responsável pelos sintomas da SRA e que os micronutrientes, em particular, medeiam a função sináptica (Coghlan et al., 2012). Um estudo recente demonstrou que a deficiência de zinco interfere com a atividade sináptica excitatória, resultando em anomalias comportamentais características da EAR (Grabrucker et al., 2014). Níveis baixos de zinco também estão associados ao desenvolvimento de depressão (Swardfager et al., 2013), transtorno de défice de atenção e hiperatividade (Lepping et al., 2010) e epilepsia (Saghazadeh et al., 2015).

O cobre também está ativamente envolvido na transmissão sináptica (Grabrucker et al., 2014; Opazo et al., 2014). Os níveis alterados de cobre, em particular, têm um efeito direto nos sistemas de transmissão monoaminérgica, reduzindo os níveis de norepinefrina e dopamina (Santos et al., 2019). O desequilíbrio do cobre pode perturbar o equilíbrio metabólico entre os sistemas antioxidantes do organismo e os radicais livres (espécies reativas de oxigénio), desencadeando processos de stress oxidativo. O aumento dos níveis de radicais livres contribui, por sua vez, para o dano oxidativo celular, para a perturbação das defesas antioxidantes do organismo, para alterações na resposta imunitária e, consequentemente, para o processo neuroinflamatório (Santos et al., 2019). Há muito que o stress oxidativo é conhecido como um mecanismo subjacente a inúmeras doenças e às complicações que lhes estão associadas, nomeadamente doenças neurodegenerativas, diabetes mellitus e cancro (Reuter et al., 2010). A perturbação da homeostase do cobre no período intrauterino pode aumentar o risco de EAR (Li et al., 2014) e conduz inevitavelmente a alterações no desenvolvimento cognitivo e motor (Santos et al., 2019). Além disso, o cobre serve como cofator para uma série de enzimas envolvidas em várias funções metabólicas e reações redox: superóxido dismutase 1 e 3 (SOD1 e SOD3) para atividade antioxidante, citocromo C oxidase para produção de ATP na mitocôndria, lisil oxidase para maturação do colágeno, tirosinase para síntese de melanina, ceruloplasmina (CP) para metabolismo do ferro, etc.п. (Espanha et al., 2009; Fukaj et al., 2011; Solano, 2018; Vallet et al., 2019).

O sistema nervoso central é o mais suscetível aos níveis de hormonas da tiroide (Prezioso et al., 2018). A sua deficiência durante períodos críticos do desenvolvimento cerebral, tanto no útero como no período pós-natal precoce, é uma causa reconhecida de danos cerebrais irreversíveis que conduzem a atraso mental, capacidade intelectual reduzida (até ao cretinismo), atraso psicomotor e surdez. Antes da formação intra-uterina da tiroide (entre a 12ª e a 17ª semana de gestação), o feto é incapaz de produzir tiroxina livre (FT4) e está completamente dependente da FT4 materna, que penetra na barreira hemato-encefálica. Níveis maternos reduzidos de FT4 podem ter um impacto negativo no desenvolvimento fetal (Román, 2017). Román também levantou a hipótese de que a hipotiroxinemia materna durante a gravidez pode contribuir para o desenvolvimento do autismo (Román, 2017). Além disso, mais de metade das crianças com TEA e suas mães têm deficiência de iodo (Hamza etal., 2013). Um estudo de coorte de 2015 relatou uma maior prevalência de anticorpos elevados de tiroperoxidase materna em casos de autismo em seus filhos (Brown et al., 2015). Noutro estudo de coorte, a disfunção tireoidiana materna no início da gravidez foi associada ao desenvolvimento de epilepsia, RAS e TDAH na criança (Andersen et al., 2018). Um estudo de Levie et al. descobriu que o baixo nível de tiroxina livre materna (FT4) estava associado a um QI mais baixo nos seus filhos. A hipotiroxinemia também foi associada a um alto risco de traços autistas (Levie et al., 2018). Outro estudo do mesmo autor não confirmou a associação da deficiência materna de iodo e a ocorrência de traços autistas em crianças (Levie et al., 2020). O trabalho de Błażewicz et al. relatou uma associação entre sintomas de autismo e redução da excreção urinária de iodo em meninos com RAS (Błażewicz et al., 2016). Um estudo de Tinkov et al. mostrou uma associação entre baixos níveis de iodo capilar em pacientes com RAS e síndrome catatónica (Tinkov et al., 2018). No entanto, não existem atualmente provas conclusivas da importância causal de um perfil alterado da tiroide e da SRA (Andersen et al., 2018).

A redução da concentração de ferro no cérebro é acompanhada por alterações nos sistemas serotoninérgico e dopaminérgico, conduz a uma condução prejudicada das fibras corticais e à mielogénese em geral (Erikson et al., 2011). A deficiência de ferro perinatal tem um impacto significativo na aprendizagem e na memória, na velocidade de processamento da informação e na regulação socioemocional (Lozoff et al., 2013). Foi relatada uma correlação direta entre os níveis de ferritina e a comunicação prejudicada (Dosman et al., 2013). A deficiência de ferro foi descrita em todo um espetro de problemas neuropsiquiátricos, como atraso no desenvolvimento psico-falante, distúrbios emocionais-verbais e comportamentais em crianças e défices cognitivos (Mccann, Ames, 2017; Lozoff et al., 2017). As evidências sugerem uma homeostase deficiente do ferro nas doenças neurodegenerativas (Benarroch, 2009), na depressão e na ansiedade (Lozoff et al., 2017). Os investigadores relatam uma elevada prevalência de deficiência de ferro em crianças com RAS. –Por exemplo, um estudo de Hergüner et al. descobriu que 24,1% das crianças com RAS tinham deficiência de ferro latente e 15,5% tinham anemia por deficiência de ferro (Hergüner et al., 2012).

O efeito do selénio na função cerebral é principalmente mediado pelo seu envolvimento na atividade das selenoproteínas - glutatião peroxidases (GPXs), tioredoxina redutases (TXNRDs), selenoproteína P (SELENOP) e metionina sulfóxido redutase B (MSRB). Os mecanismos para os efeitos neuroprotectores putativos do selénio na SRA podem incluir a inibição do stress oxidativo e a supressão da resposta neuroinflamatória. O selénio reduz o stress oxidativo através da modulação da atividade antioxidante e do influxo de Ca2+ citosólico para as células nervosas (Skalny et al., 2018). Para além das propriedades neuroprotectoras, o efeito neurotóxico do selénio também foi descrito (Vinceti et al., 2014).

Assim, a perturbação do estado elementar nas crianças pode contribuir significativamente para a etiologia e a patogénese da EAR. No entanto, não existem atualmente provas suficientes de uma relação causal entre as deficiências de micronutrientes e o desenvolvimento de EAR. São necessários estudos adicionais sobre o metabolismo elementar para revelar os mecanismos moleculares exactos da sua influência na etiopatogénese da EAR.

1.4 Alterações neuroimunológicas no SRA

A S100B é uma proteína de ligação ao cálcio capaz de formar dímeros. Tem numerosas funções intra e extracelulares na normalidade e na patologia. No cérebro, a S100B é produzida principalmente pelos astrócitos e, dependendo da sua concentração, tem efeitos tróficos ou tóxicos nos neurónios e nas células gliais.

A S100 foi descoberta em 1965 como uma fração das proteínas gliais do cérebro [85], que são produzidas principalmente pelos astrócitos. A S100 cerebral é uma combinação de duas proteínas da família estreitamente relacionadas, S100A1 (S100α) e S100B (S100β) [23]. Desde 1981 [18], as proteínas S100 foram identificadas noutros tecidos. Em 2015, tinham sido descobertos 20 membros da família S100, proteínas intracelulares sensíveis ao cálcio e de ligação ao cálcio com um peso molecular de 10-12 quilodaltons [23, 72].

Entre os 20 genes que codificam a síntese da proteína S100 no homem, 16 estão localizados na região q21 do cromossoma 1. Estes genes são designados por S100A (1, 2, ..., 16). O gene S100B está localizado na região q22 do 21° cromossoma [72].

Com algumas excepções, as proteínas S100 existem no interior da célula sob a forma de dímeros. Assim, no cérebro, S100A1 e S100B formam homodímeros S100A12 e S100B2, bem como heterodímeros S100A1/S100B [51].

Devido à sua capacidade de regular a atividade de uma série de proteínas, a S100A1 e a S100B estão envolvidas na transdução de sinais que controlam a atividade das enzimas do metabolismo energético nas células cerebrais [60], a homeostase do cálcio [8], o ciclo celular, as funções do citoesqueleto [117], a transcrição [45], a proliferação e diferenciação celular [72], a motilidade celular, os processos secretórios [72] e a organização estrutural das biomembranas [23].

No entanto, a caraterística mais invulgar de alguns membros da família S100 é a sua capacidade de serem segregados extracelularmente. As proteínas S100 no sector extracelular apresentam propriedades de citocinas e interagem com os receptores RAGE [6], que são expressos no sistema nervoso por neurónios, microglia, astrócitos e células da parede vascular [70].

Numerosas descobertas da última década permitiram-nos provar que as células gliais não só fornecem suporte estrutural e trofismo aos neurónios, como também interagem intensamente com eles. Devido à presença de canais iónicos, bem como de receptores para neurotransmissores e outras moléculas de sinalização nas suas protuberâncias distais, os astrócitos são capazes de registar alterações na atividade neuronal [5] e responder aumentando a concentração de cálcio no citosol [125] com a geração de ondas de cálcio [79]. Além disso, o sinal de cálcio é realizado (provavelmente, com a participação direta da S100) na modulação da expressão de uma série de genes, alterações na morfologia dos astrócitos e secreção por estes de uma série de moléculas neuroactivas, tais como glutamato, D-serina, ATP, taurina, neurotrofinas e citocinas [111, 120].

Os astrócitos desempenham uma vasta gama de funções adaptativas, incluindo a recaptação de neurotransmissores [22], ajudam na reparação de danos [109] e regulam a densidade sináptica [132]. Estes resultados sugerem que a sinalização recíproca glia-neuronal e a plasticidade funcional e estrutural desempenham um papel fundamental no funcionamento das redes neuronais e nos processos de transferência/processamento da informação no sistema nervoso durante a sua formação, funcionamento e reparação.

Um dos mediadores das interacções glia-neuronal e glia-glial é o S100B segregado pelas células gliais [2, 89].

Tal como acontece com a maioria das moléculas biologicamente activas, os efeitos da S100B extracelular são dependentes da dose. Em concentrações nanomolares, a S100B tem um efeito autócrino nos astrócitos, estimulando a sua proliferação in vitro [112], enquanto o dímero S100B2 [56] modula a plasticidade sináptica a longo prazo [89] e tem um efeito trófico nos neurónios em desenvolvimento [17, 56, 101, 122, 128] e em regeneração [9, 16].

Em concentrações micromolares, a S100B extracelular sob a forma de homo e heterodímero pode ter efeitos neurotóxicos nos neurónios e na glia, induzindo tanto a apoptose como a necrose celular [2, 47, 58]. Este último efeito baseia-se na capacidade da S100B de induzir independentemente citocinas pró-inflamatórias, enzimas de stress oxidativo, em particular a iNOS [47], e de reforçar outros sinais dirigidos aos neurónios e às células gliais [48].

O aumento da expressão da APP induzido pela S100B e a ativação da iNOS podem contribuir para a generalização da ativação inflamatória e da neurodegeneração, uma vez que o péptido β-amiloide pode ser segregado [7] e o monóxido de azoto (NO) pode ser difundido [47]. O NO, por sua vez, pode desencadear a síntese e a libertação de outras moléculas neurotóxicas dos astrócitos, como a IL-8 e o fator de necrose tumoral alfa (TNF-α) [47].

Foram obtidos dados valiosos sobre o papel da S100 no funcionamento do sistema nervoso central (SNC) em condições normais e patológicas em experiências com animais in vivo. Assim, verificou-se que a S100B desempenha um papel crítico na sinaptogénese, uma vez que a sua aplicação a neurónios do hipocampo de ratinhos induz a formação de sinapses [88], e a introdução de antissoro para a S100B em ventrículos cerebrais de ratos leva a uma diminuição significativa da densidade de sinapses na camada molecular do giro denteado [129].

O processo de aprendizagem (produção do reflexo alimentar) é acompanhado por um aumento do conteúdo de S100 no cérebro do rato [40]. A injeção de S100B no hipocampo do rato facilita a formação da memória a longo prazo [78], enquanto a administração de antissoro para S100 intracisternamente ou no hipocampo inibe a LTP e leva à perda de competências aprendidas [40].

As correlações comprovadas dos níveis de S100B em fluidos biológicos em várias perturbações neurológicas e psiquiátricas encorajam a utilização da sua concentração como indicador bioquímico substituto do funcionamento principalmente cognitivo em doentes com lesões do sistema nervoso, bem como para monitorizar a eficácia da terapia com a sua ajuda [100].

A reorganização axonal/sináptica do hipocampo é outro sinal de ELTM, afectando as fibras "musgosas" das células granulares, que contêm neuropeptídeo Y, somostatina e glutamato descarboxilase envolvida na síntese de GABA. Os doentes com ELTM com esclerose hipocampal também têm um nível aumentado de factores de ARNm NGF e BDGF nas células granulares [49]. No local da lesão cortical após convulsões audiogénicas, os astrócitos segregam uma quantidade aumentada de GFAP. O número de astrócitos imunopositivos para GFAP no local da lesão foi aumentado em 25-37% em comparação com o controlo e a área cortical não danificada. A indução de GFAP sugere a participação da glia em mecanismos compensatórios dependentes de NO que são formados na área cortical danificada durante ataques audiogénicos [136, 195].

Quando analisados, os resultados das respostas histológicas e comportamentais de ratinhos a lesões cerebrais ou convulsões induzidas por cainato indicam um papel crítico para a GFAP na neurodegeneração do hipocampo após lesões do SNC [104].

A proteína GFAP é o principal componente estrutural dos filamentos intermédios dos astrócitos. Sabe-se que são observadas alterações na sua expressão em vários processos patológicos que envolvem a glia cerebral (gliose em consequência de lesões isquémicas, hemorragias, traumatismos, efeitos tóxicos, etc.) [136]. [136].

O nível de imunoreactividade da proteína astroglial GFAP e o número de células GFAP-positivas é um marcador de perda neuronal em diferentes camadas moleculares do hipocampo até ao giro denteado, indicando uma ligação estreita entre disfunção neuronal e glial [103, 153].

Assim, o aumento dos níveis de GFAP foi considerado um marcador sensível de danos cerebrais.

As proteínas neurotróficas incluem também o fator de crescimento do nervo (NGF). Os dados da literatura sobre esta proteína são ambíguos. Sabe-se que esta proteína está envolvida na manutenção da viabilidade dos neurónios colinérgicos centrais e dos neurónios simpáticos do sistema nervoso periférico (autónomo). A FRN é vital para o desenvolvimento de muitas populações neuronais no início da ontogénese [44, 217].

Na neuroimunopatologia, podem distinguir-se os seguintes grupos principais de processos: imunoagressão, imunodeficiência neurogénica e desregulação das ligações neuroimunes [34, 206]. O primeiro processo, mais intensamente estudado, deve ser considerado o efeito citotóxico direto dos auto-anticorpos e dos imunócitos sensibilizados a neuroantigénios no SNC. O segundo processo - a imunodeficiência neurogénica persistente - dá origem a processos neuroalérgicos. Próximo do segundo processo está o processo de rutura das conexões neuroimunes, causado pela ação de vários factores nocivos sobre os elos reguladores correspondentes da cadeia neuroimune (metabolismo dos neurotransmissores e estado dos receptores nos neurónios e imunócitos) [11, 51]. Este último processo continua a ser o menos estudado, apesar do facto de poder ser a causa do curso contínuo e da incurabilidade de alguns processos neuroimunopatológicos. Os mecanismos de auto-agressão do sistema imunitário contra o SNC estão envolvidos em reacções de rejeição de transplantes ou reacções alérgicas imediatas e retardadas a vários antigénios [102, 133]. São utilizados três critérios principais para provar o papel principal dos mecanismos de imunoagressão na patogénese de diferentes formas de patologia: 1) deteção de complexos imunes ou infiltrados de linfócitos-macrófagos nos focos de lesão do tecido neural; 2) efeito citotóxico sobre o tecido neural in vitro de anticorpos neuroespecíficos ou de imunócitos sensibilizados a neuroantigénios; 3) reprodução de um modelo adequado da imunopatologia correspondente em experiências que utilizam anticorpos ou células do sistema imunitário [80, 158].

Os mecanismos imunológicos podem ser uma parte importante de uma teoria integral da origem do autismo, e mais estudos imunológicos contribuirão para um melhor diagnóstico desta perturbação, bem como para abrir novas possibilidades terapêuticas.

1.5 Princípios da terapia por reflexos de microcorrentes para o autismo em crianças

O tratamento das PEA depende de factores que podem nivelar a própria noção de "tratamento". As diferenças em termos de idade, gravidade da perturbação, comorbilidades, situação familiar e comunitária, disponibilidade de recursos e desenvolvimento económico da sociedade, oferta de educação (ou falta dela), assistência médica e material, oportunidades de emprego seguro e de uma vida não discriminatória ao atingir a idade adulta podem ser enormes [6,11,15].

Revisões recentes de publicações científicas indicam que poucos tratamentos preenchem os critérios para avaliar a eficácia das intervenções [8]. No entanto, a qualidade das provas está a melhorar, com um número crescente de estudos bem concebidos, bem como de ensaios controlados aleatórios [15]. No entanto, mesmo que os resultados sejam favoráveis, a maioria dos estudos ainda se centra em objectivos a curto prazo e em critérios de resultados limitados. Poucas tentativas são feitas para encontrar respostas a questões como: o tratamento é eficaz a longo prazo ou melhora efetivamente a qualidade de vida dos doentes? Estes problemas podem exigir estratégias de investigação muito diferentes, como auditorias e revisões, análises sistemáticas de problemas e avaliações de satisfação. É também crucial recolher informação sobre as atitudes e crenças das próprias pessoas com PEA.

Recentemente, a terapia por reflexos de microcorrentes (MTRT) tem sido utilizada no tratamento de crianças com EAR. A terapia por reflexos com microcorrentes é um método moderno e eficaz de tratamento de uma vasta gama de doenças, incluindo lesões do SNC em crianças, em particular da EAR.

De acordo com vários investigadores, a microestimulação leva a alterações no nível de excitabilidade neuronal, à ativação de sistemas condutores, proporciona uma perceção adequada dos impulsos exógenos e endógenos pelas células nervosas, o que se manifesta por alterações correspondentes na atividade bioeléctrica do cérebro, nos parâmetros dos potenciais evocados somatossensoriais, na excitabilidade reflexa dos motoneurónios, na restauração das reacções reflexas musculares monossinápticas a testes funcionais, na melhoria das funções motoras, mentais, da fala e vegetativas Os mecanismos enumerados da ação da microestimulação sobre o SNC estão estreitamente correlacionados com as características neuromorfológicas, neurofisiológicas e bioquímicas atualmente reveladas da patogénese do autismo infantil, o que, presumivelmente, pode explicar o efeito desta ação terapêutica [10]. A RTT ocupa um dos lugares de destaque entre os métodos não-medicamentosos para a correção de perturbações cognitivas e da fala em crianças.

O TTR pode melhorar o funcionamento das partes do cérebro responsáveis pela fala e pelo desejo de contacto. No entanto, existem poucos estudos científicos que avaliem a eficácia do TTR em crianças com PEA, e estes são contraditórios.

Conclusões do capítulo

O problema do estudo das perturbações do espetro do autismo na infância atrai cada vez mais a atenção dos investigadores e dos médicos de clínica geral. Apesar dos estudos genéticos e bioquímicos bastante multifacetados das doenças, na estrutura das quais o autismo atípico é mais frequentemente encontrado, ele próprio não é essencialmente apoiado pelas descrições necessárias do estado neurológico.

Com a "universalidade" fenomenológica identificada do autismo na infância (Chigrinets A.N., 2015), como a semelhança de suas manifestações clínicas em diferentes doenças, ainda não está claro o que está subjacente a essa semelhança, tanto do ponto de vista neurológico quanto patogenético. Os métodos de diagnóstico do autismo atípico e a sua terapia, tendo em conta as características da doença subjacente em diferentes períodos do seu curso, não foram suficientemente desenvolvidos.

A etiologia e a patogénese da perturbação não são atualmente compreendidas. As perturbações do espetro do autismo (PEA) são um conjunto de perturbações neuropsiquiátricas caracterizadas por dificuldades nas interacções sociais e nos padrões de interesse, causando uma vasta gama de deficiências. Manifestam-se tipicamente por deficiências na fala, comportamentos repetitivos e/ou compulsivos, hiperatividade, ansiedade e dificuldade de adaptação a novos ambientes, podendo também ser acompanhadas de défice cognitivo [Anwar A et al., 2018; Rabbani N., Thornalley P.J., 2019]. A elevada heterogeneidade do quadro clínico torna o diagnóstico da EAR difícil e incerto, especialmente nas fases iniciais do desenvolvimento da perturbação [Zwaigenbaum L., Penner M., 2018].

Recentemente, a terapia por reflexos de microcorrentes (MTRT) tem sido utilizada no tratamento de crianças com EAR. A terapia por microcorrentes é um método moderno e eficaz de tratamento de uma vasta gama de doenças, incluindo lesões do SNC em crianças, em particular com EAR. Melhora o funcionamento das partes do cérebro responsáveis pela fala e pelo desejo de comunicar. No entanto, existem poucos estudos científicos que avaliem a eficácia da RTT em crianças com PEA, e estes são contraditórios.

CAPÍTULO II. CARACTERIZAÇÃO GERAL DO MATERIAL CLÍNICO E MÉTODOS DE EXAME

2.1 Características gerais das crianças observadas

O trabalho foi realizado no Departamento de Neurologia do Instituto Médico de Tashkent e na base do "Centro Reo" no período de 2018 a 2021. O estudo incluiu 405 crianças cujos pais recorreram com queixas sobre a falta de sociabilidade, a fala, a presença de comportamentos estereotipados e repetitivos, interesses e passatempos limitados. O exame das crianças foi efectuado em conjunto com um psiquiatra.

O estudo foi efectuado em 4 fases:

Fase 1 - 120 crianças com EAR foram identificadas de entre 405 crianças com queixas de falta de sociabilidade, fala, comportamentos estereotipados e repetitivos, interesses e passatempos limitados, com base no método de entrevista de rastreio M-CHAT-R. A idade das crianças variava entre os 2 e os 6 anos (idade média de 3,8±0,4 anos);

Fase 2 - com base nos dados do M-CHAT-R, no exame clínico e neurológico e com base nos critérios do DSM-V, 120 casos foram diagnosticados com EAR;

Fase 3 - Foram analisados os níveis de micronutrientes capilares (61 crianças) e de neuroproteínas (80 crianças) no sangue de crianças com EAR;

Fase 4 - avaliação da eficácia da reflexoterapia por microcorrentes no tratamento complexo de crianças com EAR. As crianças foram divididas em 2 grupos por método de amostragem cega: o grupo principal - 80 crianças incluíram a MTRT no complexo de tratamento, 40 crianças - farmacoterapia padrão e terapia ABA. A eficácia da terapia foi avaliada utilizando os questionários ATES e CARS.

O diagnóstico de PEA nos grupos de estudo foi determinado utilizando os critérios do DSM-V para a perturbação autista (Tabela 2.1). Para o domínio A, devem estar presentes os 3 sintomas e, para o domínio B, devem estar presentes 2 dos 4 sintomas.

Tabela 2.1.

Critérios de diagnóstico do DSM-5 para a perturbação do espetro do autismo

Domínios	Critérios: défices
A. Comprometimento persistente da comunicação social e da interação social em diferentes contextos, no presente ou no passado, nas seguintes formas; os 3 sintomas deste domínio devem estar presentes.	1. Interação social recíproca.
	2. Comportamentos comunicativos não-verbais utilizados na interação social.
	3. Capacidade de estabelecer e manter relações e de compreender a sua natureza.
	Estabelecimento de 1 critério
	Combinação de 2 critérios
	Combinação de 3 critérios
B. Padrões restritos e repetitivos de comportamento, interesses ou acções manifestados atualmente ou no passado em pelo menos 2 das seguintes formas;	1. Movimentos, utilização de objectos ou fala estereotipados ou repetitivos.
	2. O doente insiste na constância, é inflexível em relação a coisas novas, é rigoroso na adesão a rotinas estabelecidas e utiliza padrões ritualizados de comportamento verbal e não verbal.
	3. Interesses extremamente limitados e fixos, manifestados com intensidade e concentração atípicas.
	4. Hiper ou hipo-sensibilidade a estímulos sensoriais ou interesses invulgares em aspectos sensoriais do ambiente.
	Estabelecimento de 1 critério
	Combinação de 2 critérios

	Combinação de 3 critérios
	Combinação de 4 critérios

Os seguintes grupos foram formados para cumprir o objetivo estabelecido e resolver as tarefas. O grupo de controlo era composto por 30 crianças, comparáveis ao grupo principal em termos de sexo e idade, que frequentavam instituições de ensino e não tinham perturbações autistas (Fig. 2.1). O grupo principal era constituído por 120 crianças com PEA.

Os critérios de exclusão dos grupos acima referidos foram: lesões orgânicas actuais do sistema nervoso central (SNC); distúrbios metabólicos hereditários (fenilcetonúria, tirosinemia, hiperglicinúria, etc.); doenças cromossómicas; outras (outros) perturbações do espetro do autismo.

2.2 Métodos de investigação

As características dos grupos nosológicos de pacientes são complementadas por informações sobre a patologia da gravidez e do parto nas mães dos pacientes, bem como a presença de patologia do período neonatal.

Foi realizado um *exame neurológico* que avaliou de forma consistente o estado das funções cerebrais superiores, dos nervos cranianos (NCN), da função motora (movimentos voluntários, coordenação, movimentos involuntários), da sensibilidade, da síndrome meníngea e das funções autonómicas-tróficas.

Foram desenvolvidos muitos questionários que podem ser utilizados como instrumentos de avaliação do desenvolvimento das crianças, bem como para o rastreio de EAR, e foram propostos vários algoritmos para a sua aplicação. No entanto, o método de rastreio M-CHAT-R, complementado pela entrevista M-CHAT, é o mais adequado. M-CHAT -Modified CHecklist for Autismin Toddlers, um questionário modificado para o autismo em crianças pequenas (Robins, Fein, Barton&Green, 2011).

Trata-se, na verdade, de uma pré-triagem, após a qual são formados grupos com um risco significativamente mais elevado de desenvolver EAR e com sintomas identificados de EAR. Wetherby et al. (2015), por exemplo, utilizam um número mínimo de características bem definidas na fase de pré-seleção:

1. ausência de zumbido até aos 12 meses de idade;
2. ausência de gesticulação até aos 12 meses de idade;
3. A criança não pronuncia uma única palavra antes dos 16 meses de idade;
4 Nenhuma frase de duas palavras significativa (não ecolálica) até aos 24 meses de idade;
5. Qualquer perturbação da fala ou das capacidades sociais em qualquer idade.

Um questionário de 20 itens para pais ou encarregados de educação; idades entre os 16 e os 30 meses, demora até 20 minutos.

Algoritmo de pontuação. Para todos os itens, exceto 2, 5 e 12, uma resposta "NÃO" indica risco de RAS; para os itens 2, 5 e 12, uma resposta "SIM" indica risco de RAS. O algoritmo seguinte maximiza as propriedades psicométricas do M-CHAT-R:

Baixo risco: A pontuação total é de 0-2; se a criança tiver menos de 24 meses, verificar novamente após o segundo aniversário. Se não houver risco de EAR, não é necessária qualquer ação adicional.

Risco médio: a pontuação total é de 3-7; são administradas perguntas de acompanhamento (segunda fase do M-CHAT-R/F) para obter mais informações sobre o nível de risco. São necessárias as seguintes acções: realizar uma avaliação diagnóstica da criança e da adequação da intervenção precoce.

Se a contagem de seguimento indicar 0-1, o resultado do exame é considerado negativo. Não é necessária qualquer ação adicional se for identificado um risco de EAR, mas a criança deve ser novamente rastreada nas consultas de seguimento.

Risco elevado: A pontuação total é de 8-20; é aceitável saltar as perguntas de seguimento e passar imediatamente à avaliação diagnóstica e à adequação da intervenção precoce.

№	Perguntas	Sim	Não
1	Se apontar para um objeto na sala, o seu filho olha para ele? (Por *exemplo,* se apontar para um brinquedo ou para um animal, o seu filho olha para o brinquedo ou para o animal)?		
2	Já alguma vez lhe ocorreu que o seu filho é surdo?		
3	O seu filho gosta de fazer de conta? (*Por exemplo, fingir que* bebe de um copo vazio, falar ao telefone, dar de comer a uma boneca ou a um animal de brincar?)		
4	O seu filho gosta de trepar a objectos? (*Por exemplo,* móveis, parque infantil, escadas?)		
5	O seu filho faz movimentos anormais com os dedos perto da cabeça e dos olhos (*por exemplo, mexe* os dedos perto dos olhos)?		
6	O seu filho aponta o dedo quando quer pedir alguma coisa ou pede ajuda? (*Por exemplo, aponta para um* lanche ou um brinquedo que não consegue alcançar)?		
7	O seu filho aponta com um dedo para algo interessante que lhe quer mostrar? (*Por exemplo, um* avião no céu ou um grande camião na estrada?)		
8	O seu filho interessa-se por outras crianças? (*Por exemplo,* o seu filho olha, ri-se ou aproxima-se de outras crianças?)		
9	O seu filho traz-lhe coisas para ver, mostra-lhe coisas - não para o ajudar, mas apenas para partilhar? (*Por exemplo, mostra-lhe uma* flor, um animal de brinquedo, um camião de brinquedo)?		
10	O seu filho responde quando o chama pelo nome? (*Por exemplo, olha* para si, fala ou		

	balbucia, pára o que está a fazer quando ouve o seu nome)?		
11	Quando sorri para o seu filho, ele sorri de volta?		
12	O seu filho fica perturbado com os ruídos domésticos (por exemplo, grita ou chora em resposta ao barulho do aspirador ou de música alta)?		
13	O seu filho está a andar?		
14	O seu filho olha-o nos olhos quando fala com ele, brinca com ele ou o veste?		
15	O seu filho tenta copiar o que você faz? (*Por exemplo,* acenar, bater palmas, fazer ruídos engraçados a seguir a si)		
16	Se virar a cabeça para olhar para alguma coisa, o seu filho olha à sua volta para ver para onde está a olhar?		
17	O seu filho tenta fazer com que olhe para ele? (*Por exemplo, o seu filho olha para si* para ouvir elogios, diz "olha" ou "olha para mim"?)		
18	O seu filho compreende quando lhe diz para fazer alguma coisa? (*Por exemplo,* se não apontar para um objeto, o seu filho consegue compreender as palavras "ponha o livro na cadeira" ou "traga-me um cobertor"?)		
19	Se algo de novo está a acontecer, o seu filho olha-o na cara para ver como se sente em relação a isso (*por exemplo,* se ouve um barulho estranho ou engraçado, ou vê um brinquedo novo, olha-o na cara)?		
20	O seu filho gosta de actividades em movimento? (*Por exemplo,* ser atirado ou balançado no seu joelho)		
	Conclusão:		

Para avaliar a dinâmica do estado das crianças durante a observação e o tratamento neste estudo, foi utilizada a escala CARS [Schopler E. et al.,

1980, 1988; traduzido por Elina &Uri], que é uma escala de avaliação amplamente utilizada nos EUA para determinar a gravidade das manifestações autistas em crianças dos 3 aos 15 anos de idade.

A escala inclui 15 itens que caracterizam todas as áreas do funcionamento da criança que são importantes para o inquérito. These include "desire for contact with others", "ability to imitate", "features of emotional reactions", "motor skills", "use of play and nonplay objects", "adaptation to change", "visual reactions", "auditory reactions", "gustatory, olfactory and tactile reactions", "presence of fears and anxiety", "speech features", "non-verbal interaction", "non-verbal reactions", "use of play and nonplay objects", "adaptation to change", "visual reactions", "auditory reactions", "taste, smell and tactile reactions", "smell and tactile reactions", reacções olfactivas e tácteis", "presença de medos e ansiedade", "características da fala", "interação não verbal", "grau e produtividade da atividade", "nível e características do desenvolvimento da atividade intelectual", "avaliação da impressão global do clínico".

No processo de avaliação, cada um destes parâmetros é comparado com os indicadores correspondentes da norma etária e são avaliadas todas as características do comportamento da criança que não se enquadram na faixa etária normal. Os testes nesta escala podem ser realizados tendo em conta todas as informações disponíveis no momento (juntamente com a avaliação direta do comportamento da criança na consulta, podem ser tidos em conta os resultados da investigação experimental-psicológica, bem como as informações recebidas dos pais e professores).

De acordo com esta escala, a gravidade do autismo foi determinada em pontos. Uma pontuação final no intervalo de 15 a 29 pontos corresponde à ausência de autismo, autismo ligeiro/moderadamente pronunciado - 30-36 pontos, e autismo grave - 37-60 pontos.

O teste ATEC foi administrado para avaliar a eficácia da terapia para crianças com PEA. O ATEC é um formulário de uma página concebido para ser preenchido pelos pais ou médicos. O teste é composto por 4 subtestes: I. Comunicação oral/linguística (14 itens); II. Competências de comunicação (20 itens); III. Consciência sensorial / cognitiva (18 itens); e IV. Saúde / condição física / comportamento (25 itens).

A pontuação ATES na dinâmica de observação foi avaliada da seguinte forma: se uma criança com RAS obteve inicialmente 40 pontos, e após um mês 35 pontos, então neste caso há uma melhoria, mas se as pontuações aumentarem em relação às pontuações iniciais - então há uma deterioração.

Interpretação dos resultados dos testes ATES:

10 – 15	не аутичный ребенок, полностью нормальный, хорошо развитый ребенок
16 – 30	не аутичный ребенок, небольшие отклонения в сторону задержки развития
31 – 40	мягкая или умеренная степень аутизма
41 – 60	средняя степень аутизма
61 и выше	тяжелый аутизм

2.3 Composição dos microelementos do cabelo

Os cabelos para análise foram cortados com uma tesoura em 3-5 sítios na parte occipital da cabeça, de acordo com as recomendações da AIEA. O comprimento do cabelo foi de 2-4 cm desde a raiz até à parte distal. Os cabelos cortados foram lavados cuidadosamente em acetona, secos, pesados e embalados em sacos de polietileno rotulados. As amostras preparadas foram submetidas a uma análise por ativação neutrónica.

Metodologia de determinação de elementos no cabelo por ativação neutrónica. A análise instrumental por ativação neutrónica permite determinar mais de 20 elementos numa amostra. Ao mesmo tempo, para a sua determinação, é necessário recorrer a irradiações múltiplas e a um tempo de medição bastante longo. Para determinar o teor de elementos para nuclídeos com meias-vidas diferentes, é necessário aplicar diferentes modos de análise (irradiação, arrefecimento e tempos de medição). Os diferentes modos requerem suspensões de amostras separadas ou a utilização da mesma suspensão para irradiações repetidas, o que aumenta o tempo de análise devido à necessidade de esperar pelo decaimento dos nuclídeos de vida curta após a primeira irradiação. Depois de estudar os espectros gama característicos das amostras activadas, propusemos os seguintes modos:

1. tempo de irradiação 15 seg., tempo de arrefecimento 5 min., tempo de medição 100 seg,

2. tempo de irradiação 15 seg, tempo de arrefecimento 2 horas, tempo de medição 100 seg

3. tempo de irradiação 15 h, tempo de arrefecimento 7 dias, tempo de medição 200 seg

4. tempo de irradiação 15 h, tempo de arrefecimento 20 dias, tempo de medição 400 seg.

As técnicas desenvolvidas para a determinação de elementos por ativação neutrónica são as seguintes

[13] [2]**Determinação de sódio, cloro, manganês, cobre e iodo:** As amostras, juntamente com os padrões, foram acondicionadas num recipiente de polietileno e irradiadas no canal vertical do reator com um fluxo de neutrões de 5,10 neutrões/cm.s durante 15 segundos. A atividade induzida foi medida duas vezes - através do

Tabela 2.2.

Características físico-nucleares dos elementos determinados e parâmetros dos métodos desenvolvidos.

Elemento	Nuclídeo	Energia gama-quântica, kev	Meia-vida	Limite de determinação, µg/g
Na	24-Na	1369	15 horas.	5
Cl	38-Cl	1642	37,2 min.	100
Ca	47-Sc.	160	3,43 dias	250
Sc	46-Sc.	889	84 dias	0,001
Cr	51-Cr	320	27,2 dias.	0,08
Mn	56-Mn	845	2,58 horas.	0,05

Fe	59-Fe	1098	44,5 dias	10
Co	60-Co.	1173	5,27 anos.	0,01
Cu	64-Cu	511	12,8 horas.	1.0
Zn	65-Zn	1115	244 dias	5.0
Se	75-Se	265	120 dias	0,05
Br	82-Br	777	1.47 horas.	0,1
Ag	110m-Ag	658	250 dias.	0,01
Sb	124-Sb.	1696	60 dias	0,01
I	128-I	443	25,4 min.	0,1
La	140-La	1595	40,2 horas	0,01
Au	198-Au	411	2,69 dias.	0,001
Hg	203-Hg	278	46,6 dias	0,01
U	230-Np.	228	2,35 dias.	0,02

5-10 minutos após a irradiação para a determinação de iodo e cloro e 2 horas mais tarde para a determinação de sódio, cobre e manganês.

Determinação do teor de cálcio, **bromo, lantânio, ouro e urânio**: Para a determinação do teor de cálcio, bromo, lantânio, ouro e urânio, as mesmas amostras foram envolvidas em folha de alumínio e irradiadas no canal húmido do reator durante 15 horas. A atividade induzida foi medida 7 dias após a irradiação para os nuclídeos correspondentes indicados no quadro 2.3.

Tabela 2.3.

Avaliação da correção dos resultados da análise

Element o	Teor certificado, µg/g	Encontrado por nós, µg/g	Desvio relativo,%
Ag	±0.19 0.06	±0.21 0.064	+10
Au	±0.03 0.01	±0.026 0.007	-12
Br	±4.16 2.1	±4.3 0.54	+2.4
Ca	±522 160	±540 120	+3.6
Cl	±2265 71	±2280 71	+0.7
Co	±5.97 1.2	±5.48 0.49	-8.1
Cr	±0.27 0.16	±0.28 0.08	+3.8
Cu	±10 3.2	±13 2.9	+30
Hg	±1.7 0.24	±1.8 0.5	+6
Fe	±24 9.8	±26 4.8	+9
I	±2.0 0.89	±2.3 0.37	+12

La	±0.01 0.01	±0.012 0.007	+20
Mn	±0.85 0.25	±0.8 0.07	-5.9
Sb	±0.03 0.01	±0.033 0.01	+10
Se	±0.35 0.04	±0.32 0.062	+8.4
U	±0.14 0.015	±0.16 0.03	+13
Zn	±174 32	±180 15	+3.4

Determinação de escândio, crómio, ferro, cobalto, zinco, selénio, prata, rubídio, antimónio e mercúrio: Para determinar o teor dos elementos acima referidos, as amostras irradiadas durante 15 h foram medidas um mês após a irradiação para os respectivos radionuclídeos.

Todas as medições foram efectuadas num detetor de germânio e num percurso espetrométrico ligado a um PC.

Para a determinação do teor elementar, foram utilizados vários padrões: padrões de laboratório obtidos pela aplicação de uma quantidade conhecida do elemento num papel de filtro anidro e amostras de comparação padrão da AIEA H-4 (sangue animal) e HH-1 (homogenato de cabelo), bem como o método de comparação.

2.4 Estudos neuroimunológicos

A determinação quantitativa da imunoreactividade sérica de auto-anticorpos neurotrópicos da classe IgG (auto-anticorpos neurotrópicos naturais - AT1 e os seus contrapesos funcionais - anticorpos anti-idiotípicos - AIAT2) dirigidos às proteínas do tecido nervoso NF200, GFAP, S100, OBM, canal B, Hol-R, Glu-R, DA-R, Ser-R, ADN, B2 GP) foi realizada em amostras de soro sanguíneo de todos os doentes observados, bem como em amostras de sangue de indivíduos clinicamente saudáveis (grupo de controlo - n=16).Canal Ca, Hol-R, Glu-R, GABA-R, DA-R, Ser-R, ADN, B2 GP.

A determinação do teor de auto-anticorpos neurotrópicos (NAAT) foi efectuada utilizando procedimentos normalizados de imunoensaio de fase sólida ELI-N-Test e kits de teste com o mesmo nome produzidos pelo MRC

"Immunculus" (Rússia), de acordo com o método de A.B. Poletaev (1988; 1995; 2017). O método permite detetar anomalias no conteúdo sérico de autoanticorpos da classe IgG de determinada especificidade antigénica. As reacções do "padrão interno" com cada antigénio foram realizadas em cada uma das placas (Poletaev A.B., Russian Federation Patent #2147128, 2000).

Para quantificar as alterações no conteúdo relativo dos auto-anticorpos para NF200, GFAP, S100, OBM, o seu conteúdo individual foi calculado em 30 amostras duplicadas de soros analisados, a fim de calcular os desvios individuais da imunorreactividade dos auto-anticorpos de uma determinada especificidade em relação ao nível médio individual de imunorreactividade de cada doente (expresso em %% da média combinada). Para o efeito:

1. Os valores médios aritméticos dos valores de DO em reação com cada antigénio foram calculados para o soro de controlo e para as amostras de soro analisadas.

2. A imunorreactividade média individual de cada amostra de soro analisada com todos os antigénios utilizados foi calculada utilizando a fórmula:

$$СИР = \left(\frac{R(ar1) \times 100}{R(k1)} - 100 + \frac{R(ar2) \times 100}{R(k2)} - 100 + \ldots\ldots + \frac{R(ar12) \times 100}{R(k12)} - 100 \right) : 12$$

Onde:

A SIR é a imunorreactividade sérica média individual de um determinado doente, expressa em percentagem dos valores médios da população (controlo);

R(ar1, 2, ...12) - valor da densidade ótica do soro sanguíneo analisado nos alvéolos com os antigénios-1, 2, ...12;

R(k1, 2, ...12) - valor da densidade ótica do soro de controlo nos alvéolos com antigénios-1, 2, ...12.

3. Os desvios (em percentagem do nível médio normalizado) da imunorreactividade da amostra de soro sanguíneo analisada com cada um dos antigénios utilizados foram calculados de acordo com a fórmula:

$$R(\text{норм})\ ar1 = \left(\frac{\text{ОП}(ar1) \times 100}{\text{ОП}(k1)} \right) - 100 - \text{СИР}$$

$$R(\text{норм})\ ar2 = \left(\frac{\text{ОП}(ar2) \times 100}{\text{ОП}(k2)} \right) - 100 - \text{СИР}$$

$$R(\text{норм})\ ar12 = \left(\frac{\text{ОП}(ar12) \times 100}{\text{ОП}(k12)} \right) - 100 - \text{СИР}$$

Onde:

R (normas) ar1, ar2, ... ar12 - desvios (em percentagem do nível médio normalizado) da imunorreactividade da amostra de soro sanguíneo analisada com o antigénio-1, o antigénio-2, ... o antigénio-12;

OD (ar1, 2, ...12) - densidade ótica da reação da amostra de soro sanguíneo com os antigénios ar1, ar2, ... ar12;

OP (k1, 2, ... 12) é a densidade ótica da reação do soro de controlo com os antigénios ar1, ar2, ... ar12;

A SIR é a imunorreactividade sérica média individual de um determinado doente, expressa em percentagem dos valores médios da população (controlo).

4. Ao ter em conta os resultados, os autores da técnica ELI-Test propuseram o valor ótimo do nível médio individual de imunorreactividade (em comparação com o controlo), que se situa no intervalo de -20% ... +10% do nível médio de reação do soro de controlo com os antigénios utilizados. Foi calculado de acordo com a fórmula p.2.

O nível de conteúdo sérico de AAT para cada antigénio foi expresso em unidades condicionais (U.C.): a percentagem de desvios em relação ao IR padrão do soro. Os valores de imunorreactividade da AAT de 80 a 140

U.U. e o índice de imunorreactividade AT1/AIAT2 de 0,8 a 1,2 foram considerados normais [9,16].

2.5 Métodos estatísticos de investigação

Os dados obtidos foram tratados estatisticamente num computador pessoal Pentium-4, através de programas desenvolvidos no pacote EXCEL, utilizando uma biblioteca de funções estatísticas, com cálculo da média aritmética (M), desvio padrão (σ), erro padrão (m), valores relativos (frequência, %), critério de Student (t), e cálculo da probabilidade de erro (P). A análise de correlação foi efectuada de acordo com o método de K. Spearman e M. Kendel.

A análise estatística dos resultados foi efectuada utilizando o pacote de software estatístico "OpenEpi 2009, Versão 2.3" e "*Doctor Stat 2013, Versão 1.9*". No caso de diferenças entre o grupo de controlo e o grupo de estudo, foi calculado o odds ratio (OR) com intervalo de confiança de 95% CI.

As diferenças nos valores médios foram consideradas fiáveis a um nível de significância de $P<0{,}05$. Foram seguidas as directrizes existentes para o processamento estatístico de resultados de testes clínicos e laboratoriais (Zaitsev V.M. et al., 2014).

CAPÍTULO 3. DIAGNÓSTICO PRECOCE E CARACTERÍSTICAS CLÍNICAS E NEUROLÓGICAS DAS PERTURBAÇÕES DO ESPECTRO DO AUTISMO EM CRIANÇAS

3.1 Diagnóstico precoce das perturbações do espetro do autismo utilizando o questionário de rastreio MCHAT-R

A fase 1 do estudo consistiu em identificar as crianças com EAR. Como resultado, realizámos o método de diagnóstico de rastreio M-CHAT-R em 405 crianças com suspeita de EAR.

As crianças apresentaram-se com queixas de falta de sociabilidade, de fala, de comportamentos estereotipados e repetitivos, de interesses e passatempos limitados.

A percentagem de pontuações "Sim" e "Não" no teste de rastreio M-CHAT-R é apresentada no Quadro 3.1.

Tabela 3.3.

Resultados do método de diagnóstico de rastreio M-CHAT-R em crianças com suspeita de EAR

№	Perguntas	Sim		Não	
		n	%	n	%
1	Se apontar para um objeto na sala, o seu filho olha para ele? (Por *exemplo,* se apontar para um brinquedo ou um animal, o seu filho olha para o brinquedo ou para o animal)?	263	65,0	142	35,0
2	Já alguma vez lhe ocorreu que o seu filho é surdo?	20	5,0	385	95,0
3	O seu filho gosta de fazer de conta? (*Por exemplo, fingir que* bebe de um copo vazio, falar ao telefone, dar de comer a uma boneca ou a um animal de brincar?)	243	60,0	162	40,0
4	O seu filho gosta de trepar a objectos? (*Por exemplo,* móveis, parque infantil, escadas?)	385	95,0	20	5,0
5	O seu filho faz movimentos anormais com os dedos perto da cabeça e dos olhos (*por exemplo, mexe* os dedos perto dos olhos)?	223	55,0	182	45,0
6	O seu filho aponta o dedo quando quer pedir alguma coisa ou pede ajuda? (*Por exemplo, aponta para um* lanche ou um brinquedo que não consegue alcançar)?	243	60,0	162	40,0

7	O seu filho aponta com um dedo para algo interessante que lhe quer mostrar? (*Por exemplo, um* avião no céu ou um grande camião na estrada?)	243	60,0	162	40,0
8	O seu filho interessa-se por outras crianças? (*Por exemplo,* o seu filho olha, ri-se ou aproxima-se de outras crianças?)	142	35,0	263	65,0
9	O seu filho traz-lhe coisas para ver, mostra-lhe coisas - não para o ajudar, mas apenas para partilhar? (*Por exemplo, mostra-lhe uma* flor, um animal de brincar, um camião de brincar).	203	50,0	203	50,0
10	O seu filho responde quando o chama pelo nome? (*Por exemplo, olha* para si, fala ou balbucia, pára o que está a fazer quando ouve o seu nome)?	344	85,0	61	15,0
11	Quando sorri para o seu filho, ele sorri de volta?	405	100,0	0	0,0
12	O seu filho fica perturbado com os ruídos domésticos (por exemplo, grita ou chora em resposta ao barulho do aspirador ou de música alta)?	182	45,0	223	55,0
13	O seu filho está a andar?	405	100,0	0	0,0
14	O seu filho olha-o nos olhos quando fala com ele, brinca com ele ou o veste?	304	75,0	101	25,0
15	O seu filho tenta copiar o que você faz? (*Por exemplo,* acenar, bater palmas, fazer ruídos engraçados a seguir a si)	324	80,0	81	20,0
16	Se virar a cabeça para olhar para alguma coisa, o seu filho olha à sua volta para ver para onde está a olhar?	142	35,0	263	65,0
17	O seu filho tenta fazer com que olhe para ele? (*Por exemplo, o seu filho olha para si* para ouvir elogios, diz "olha" ou "olha para mim"?)	344	85,0	61	15,0
18	O seu filho compreende quando lhe diz para fazer alguma coisa? (*Por exemplo,* se não apontar para um objeto, o seu filho consegue compreender as palavras "ponha o livro na cadeira" ou "traga-me um cobertor"?)	223	55,0	182	45,0
19	Se algo de novo está a acontecer, o seu filho olha-o na cara para ver como se sente em relação a isso (*por exemplo,* se ouve um barulho estranho ou engraçado, ou vê um brinquedo novo, olha-o na cara)?	162	40,0	243	60,0
20	O seu filho gosta de actividades em movimento? (*Por exemplo,* ser atirado ou balançado no seu joelho)	405	100,0	0	0

Os resultados do estudo revelaram que 44,9% das crianças (n=182) foram consideradas de baixo risco. Os pais das crianças com baixo risco de Perturbação do Espectro do Autismo responderam "Não" a perguntas como "Alguma vez pensou que o seu filho poderia ser surdo?", "O seu filho faz movimentos anormais com os dedos perto da cabeça e dos olhos?", "O seu filho fica perturbado com movimentos anormais com os dedos perto da cabeça e dos olhos? O seu filho faz movimentos anormais com os dedos perto da cabeça e dos olhos?", "O seu filho fica incomodado com os ruídos domésticos?". Ao mesmo tempo, responderam "sim" a perguntas como "Se apontar para um objeto na sala, o seu filho olha para ele?", "O seu filho faz jogos imaginários ou de representação de papéis?", "O seu filho gosta de trepar aos objectos?", "O seu filho aponta para algo interessante com o dedo para chamar a sua atenção?", "O seu filho interessa-se por outras crianças?", "O seu filho mostra-lhe objectos, trazendo-os até si ou segurando-os perto de si, apenas para partilhar, não para pedir ajuda?", "O seu filho responde quando o chama pelo nome?", "Quando sorri para o seu filho, ele sorri-lhe de volta?", "O seu filho consegue andar?", "O seu filho olha-o nos olhos quando fala, brinca ou o veste?", "O seu filho tenta copiar o que você faz?", "Se virar a cabeça para olhar para alguma coisa, o seu filho olha à sua volta para ver para onde está a olhar?", "O seu filho tenta fazer com que olhe para ele?", "O seu filho compreende quando lhe diz para fazer alguma coisa?", "Se está a acontecer alguma coisa nova, o seu filho olha para a sua cara para ver como se sente?", "O seu filho gosta de actividades de movimento?".

O nível de risco médio foi identificado em 30,1% das crianças (n=122). Os pais de crianças com risco médio de PEA responderam "Sim" a perguntas como: "O seu filho gosta de trepar aos objectos?", "O seu filho aponta para algo interessante para chamar a sua atenção?", "O seu filho aponta para pedir algo ou obter ajuda?", "O seu filho responde quando o chama pelo nome?", "Quando sorri para o seu filho, ele sorri-lhe de volta?", "O seu filho sabe andar?", "O seu filho tenta copiar o que você faz?", "Se virar a cabeça para olhar para alguma coisa, o seu filho olha à sua volta para ver para onde está a olhar?", "O seu filho tenta fazer com que olhe para ele?", "O seu filho compreende quando lhe diz para fazer alguma coisa?", "Se acontece alguma coisa nova, o seu filho olha para a sua cara para ver como se sente?", "O seu filho gosta de actividades de movimento?". Ao mesmo tempo, responderam "Não" a perguntas como: "Se apontar para um objeto na sala, o seu filho olha para ele?", "Alguma vez pensou que o seu filho poderia ser surdo?", "O seu filho brinca com jogos imaginários ou de representação de papéis?", "O seu filho faz movimentos invulgares com os dedos perto da cabeça e dos olhos?", "O seu filho interessa-se por outras crianças?", "O seu filho mostra-lhe objectos, trazendo-os para si ou segurando-os perto de si apenas para os partilhar, em vez de pedir ajuda?", "O seu filho fica perturbado com os ruídos domésticos?", "O seu filho olha-o nos olhos quando fala, brinca ou o veste?".

A análise revelou um nível de risco elevado em 24,9% das crianças entrevistadas (n=101), cujos pais responderam "Sim" a questões como "O seu filho brinca com jogos imaginários ou de representação de papéis?", "O seu filho gosta de trepar aos objectos?", "O seu filho faz movimentos anormais com os dedos perto da cabeça e dos olhos?", "O seu filho responde quando o chama pelo nome?", "Quando sorri para o seu filho, ele sorri de volta?", "O seu filho fica incomodado com os ruídos da casa?", "O seu filho consegue andar?", "O seu filho olha-o nos olhos quando fala, brinca ou o veste?", "O seu filho tenta copiar o que você faz?", "O seu filho tenta fazer com que você olhe para ele?", "O seu filho gosta de actividades de movimento?".Ao mesmo tempo, responderam "Não" a perguntas como: "Se apontar para um objeto na sala, o seu filho olha para ele?", "Já pensou que o seu filho pode ser surdo?", "O seu filho aponta para alguma coisa para pedir algo ou obter ajuda?", "O seu filho aponta para alguma coisa interessante para chamar a sua atenção?", "O seu filho interessa-se por outras crianças?",

"O seu filho mostra-lhe objectos, trazendo-os até si ou segurando-os perto de si, apenas para partilhar, não para pedir ajuda?", "Se virar o seu holo

Assim, a prevalência de risco médio e elevado de desenvolver EAR, de acordo com o questionário de rastreio M-CHAT-R, entre as 405 crianças examinadas foi elevada (30,1% e 24,9%, respetivamente).

Como resultado de uma análise mais aprofundada, de acordo com os critérios do DSM-5, verificámos que, em baixo risco de EAR, de acordo com o questionário M-CHAT-R, a EAR não foi diagnosticada em 100% dos casos, em risco médio - a EAR foi diagnosticada em 15,6% das crianças, enquanto em alto risco de EAR - a EAR foi diagnosticada em 100% dos casos (Tabela 3.2).

Tabela 3.2.

Critérios de diagnóstico do DSM-5 para a perturbação do espetro do autismo

Domínios	Critérios: défices	Número de pacientes					
		Baixo risco de RAS (n=182)		Risco médio de RAS (n=122)		Alto risco de RAS (n=101)	
		n	%	n	%	n	%
A. Comprometimento persistente da comunicação social e da interação social em diferentes contextos, no presente ou no passado, das seguintes formas; os 3 sintomas deste domínio devem estar presentes.	1. Interação social-social recíproca.	25	13,7	57	46,7	101	100,0
	2. Comportamentos comunicativos não verbais utilizados na interação social.	56	30,8	28	23,0	101	100,0
	3. Capacidade de estabelecer e manter relações, de compreender a sua essência.	101	55,5	56	45,9	101	100,0
	Estabelecimento de 1 critério	158	86,8	85	69,7	0	0,0
	Combinação de 2 critérios	24	13,2	18	14,8	0	0,0
	Combinação de 3 critérios	**0**	**0,0**	**19**	**15,6**	**101**	**100,0**
B. Padrões restritos e repetitivos de comportamento,	1. Movimentos, utilização de objectos ou fala estereotipados ou repetitivos.	67	36,8	52	42,6	52	51,5

interesses ou acções, no presente ou no passado, em pelo menos 2 das seguintes formas; 2 dos 4 sintomas devem estar presentes.	2. O doente insiste na constância, é inflexível em relação a coisas novas, segue rigorosamente as rotinas estabelecidas, utiliza padrões ritualizados de comportamento verbal e não verbal.	58	31,9	49	40,2	47	46,5
	3. Interesses extremamente limitados e fixos, manifestados com intensidade e concentração atípicas.	0	0,0	19	15,6	39	38,6
	4. Hiper ou hipo-sensibilidade a estímulos sensoriais ou interesses invulgares em aspectos sensoriais do ambiente.	57	31,3	21	17,2	18	17,8
	Estabelecimento de 1 critério	182	100,0	103	84,4	0	0,0
	Combinação de 2 critérios	**0**	**0,0**	**14**	**11,5**	**74**	**73,3**
	Combinação de 3 critérios	**0**	**0,0**	**5**	**4,1**	**12**	**11,9**
	Combinação de 4 critérios	**0**	**0,0**	**0**	**0,0**	**15**	**14,9**

Assim, das 405 crianças examinadas, 120 crianças foram diagnosticadas com EAR, ou seja, 29,6%. A sensibilidade do método de rastreio M-CHAT-R é de 95,1%, a especificidade de 90,3% e a exatidão de 91,3% (Fig. 3.1).

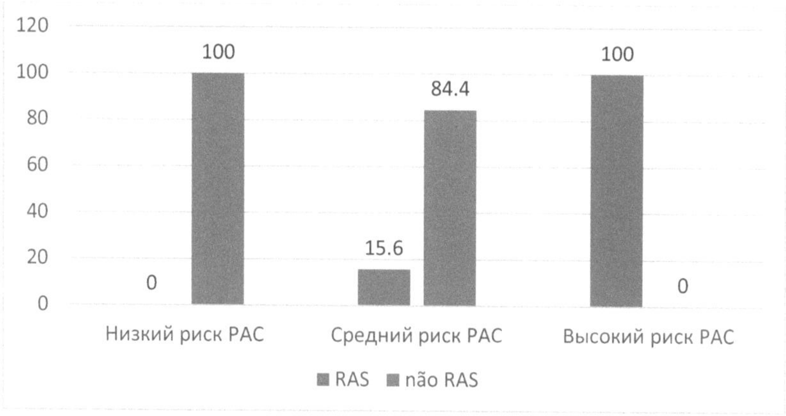

Figura 3.1. Avaliação da sensibilidade e especificidade do questionário de rastreio M-CHAT-R utilizando os critérios do DSM-5

Tendo em conta os dados acima referidos, recomendamos este método como método de rastreio para o diagnóstico precoce da EAR em crianças dos 2 aos 6 anos de idade.

Com base no que precede, desenvolvemos critérios para o diagnóstico precoce da EAR utilizando os resultados do M Chat e do DSM 5 (Khusenova N.T., Majidova E.N., Ergasheva N.N., 2023)

3.2 Características clínicas e neurológicas das crianças com PEA

Com base no que precede, foram examinadas 120 crianças com EAR.

A próxima fase do nosso trabalho consiste em avaliar o estado clínico, anamnésico e neurológico de 120 crianças com EAR. Assim, verificámos que o pico de deteção de EAR ocorre entre os 4 e os 6 anos de idade. De acordo com a distribuição por sexo, encontramos uma predominância de quase 4 vezes de rapazes sobre raparigas em todos os grupos etários (Fig. 3.2).

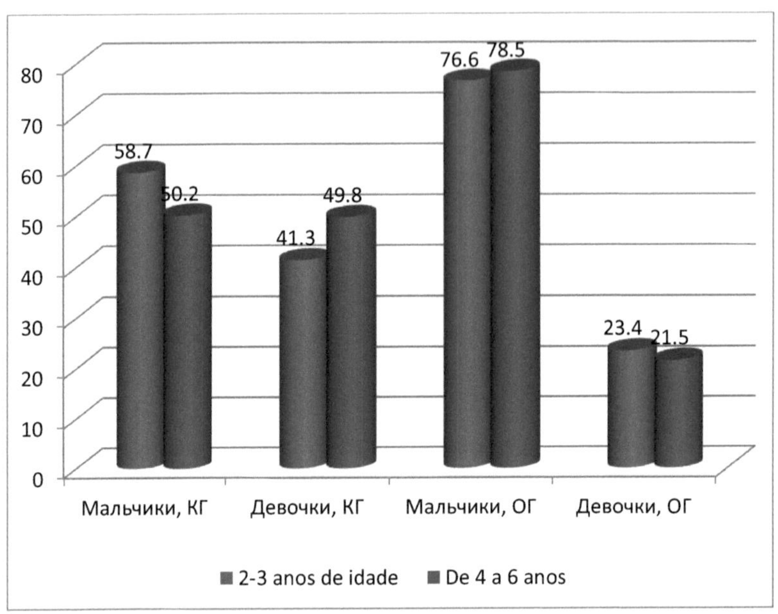

Figura 3.2. **Gradação etária das crianças com EAR examinadas (n=120)**

<table>
<tr><td colspan="4">Дети с жалобами на отсутствие коммуникабельности, речи, наличие стереотипных, повторяющееся поведение, ограниченные интересы и увлечения</td></tr>
<tr><td colspan="4">↓</td></tr>
<tr><td colspan="4">Скрининговый метода опроса M-CHAT-R
Для всех пунктов, кроме 2, 5 и 12, ответ «НЕТ» указывает на риск РАС; для пунктов 2, 5 и 12 на риск РАС указывает ответ «ДА».</td></tr>
<tr><td>↓</td><td colspan="2">↓</td><td>↓</td></tr>
<tr><td>Низкий риск</td><td colspan="2">Средний риск</td><td>Высокий риск</td></tr>
<tr><td>Общий счет составляет 0-2; если ребенок младше 24 месяцев, проверьте его снова после второго года рождения. В случае отсутствия риска РАС дальнейших действий не требуется.</td><td colspan="2">Общий счет составляет 3-7; назначаются последующие вопросы (второй этап M-CHAT-R/F) для получения дополнительной информации о степени риска. Требуются следующие действия: провести диагностическое оценивание ребенка и приемлемости раннего вмешательства.
Если последующий подсчет показывает 0-1, результат осмотра считается отрицательным. Не требуется дальнейших действий, если выявлен риск РАС, но во время последующих визитов ребенок должен быть проверен повторно.</td><td>Общий счет составляет 8-20; допустимо пропустить последующие вопросы и незамедлительно перейти к диагностической оценке и целесообразности раннего вмешательства.</td></tr>
<tr><td>↓</td><td colspan="2">↓</td><td>↓</td></tr>
<tr><td rowspan="6">Дальнейшая диагностика и лечение основного заболевания</td><td colspan="3">Проведение оценки по критериям DSM- V</td></tr>
<tr><td>А. Устойчивые нарушения в социальной коммуникации и социальном взаимодействии в различных контекстах, проявляемые в настоящий момент или в прошлом в указанных далее формах.
1. Реципрокное социальное взаимодействие
2. Невербальное коммуникативное поведение, используемое для социального взаимодействия.
3. Способность завязывать и поддерживать взаимоотношения, понимать их сущность.</td><td colspan="2">В. Ограниченные, повторяющиеся шаблоны поведения, интересы или действия, проявляемые в настоящий момент или в прошлом как минимум в 2-х из указанных далее форм:
1. Стереотипные или повторяющиеся движения, использование объектов или речи;
2. Пациент настаивает на постоянстве, негибок в отношении нового, строго следит за соблюдением установленного распорядка, использует ритуализованные шаблоны вербального и невербального поведения;
3. Крайне ограниченные, фиксированные интересы, проявляющиеся с нетипичной интенсивностью и сосредоточенностью.
4. Гипер- или гипо-чувствительность к сенсорным стимулам либо необычные интересы к сенсорным аспектам среды.</td></tr>
<tr><td colspan="3">Домен А - должны быть в наличии все 3 симптома из этого домена
Домен В - должны быть в наличии 2 из 4-х симптомов.</td></tr>
<tr><td colspan="2">↓</td><td>↓</td></tr>
<tr><td colspan="2">Нет в наличии</td><td>Есть в наличии</td></tr>
<tr><td colspan="2">Дальнейшая диагностика и лечение основного заболевания</td><td>Диагноз РАС</td></tr>
</table>

Critérios para o diagnóstico precoce da EAR utilizando os resultados do M Chat e do DSM 5 (Khusenova N.T., Majidova E.N., Ergasheva N.N., 2023)

O estudo da predisposição hereditária (Tabela 3.3) revelou uma história agravada de doença mental nas crianças com PEA ($p < 0,05$). Estes dados são de particular interesse, pois provam mais uma vez que existem factores de predisposição genética no desenvolvimento do autismo.

Tabela 3.3.

Frequência de doenças psiquiátricas e degenerativas do SNC em familiares de crianças dos grupos estudados, abs. (%)

grupos	Não sobrecarregado	Agravamento de doenças mentais	Agravamento de doenças degenerativas
controlo, n = 35	85,7	8,6	5,7
RAS, n = 120	68,9	27,1	4,1

Nota: * - diferenças estatisticamente significativas a $p < 0,05$

O estado neurológico no momento do exame das crianças caracterizava-se por uma microssintomatologia difusa sob a forma de dissociação do tónus, alterações dos reflexos (ligeira assimetria dos reflexos tendinosos e periosteais), baixa produção da fala e presença de um defeito na comunicação social (Fig. 3.3).

Nervos cranianos - insuficiência da inervação craniana sob a forma de assimetria e suavidade das pregas nasolabiais, assimetria das fendas oculares, desvio da língua em relação à linha média, etc.Foram detectadas perturbações da convergência e da acomodação em 15,6% das crianças, alisamento e menor mobilidade do sulco nasolabial: à direita - 17,2% das crianças, à esquerda - 12,4% das crianças; desvio da língua da linha média em 35% (a maioria das crianças recusou-se a seguir esta instrução), não foram detectados sintomas bulbares e pseudobulbares, mas 37,5% das crianças apresentaram retenção prolongada de alimentos na boca com um reflexo de deglutição preservado.

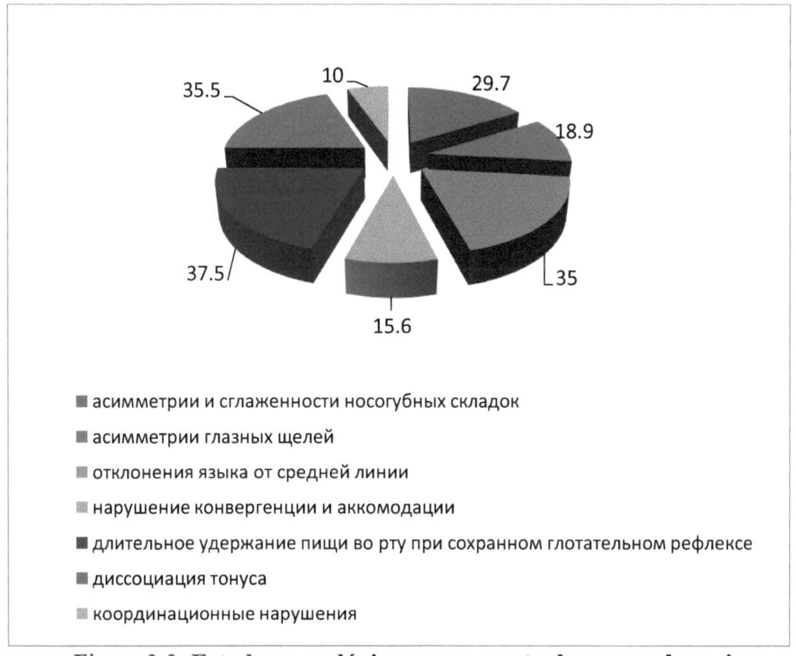

Figura 3.3. **Estado neurológico no momento do exame das crianças com EAR**

A dissociação do tónus, os reflexos patológicos e os distúrbios de coordenação estavam presentes em 35,5-10,0%.

Na estrutura da patologia neurológica (Tabela 3.4), considerámos síndromes neurológicas distintas, como a insuficiência cervical periférica, a síndrome de distonia muscular, a síndrome de insuficiência piramidal-extrapiramidal, a enurese e outras síndromes (tiques, síndrome convulsiva, síndrome hipertensão-hidrocefálica).

Tabela 3.4.

Estrutura das síndromes neurológicas (em % do número total de crianças com estas doenças), abs. (%)

Formas nosológicas	Grupo de controlo (n = 35)		Grupo principal (n = 120)	
Síndrome de insuficiência cervical periférica	5	14,2	19	19
Síndrome de distonia muscular	7	20	25	25
Sintomas piramidais e extrapiramidais.	2	5,7	16	16
Enurese	1	2,8	8	8
Perturbações do sono	2	5,7	41	41
Outras síndromes	5	14,2	6	6
Sem patologia do SNC	15	42,8	9	9

Nota: * - as diferenças são estatisticamente significativas a $p < 0,05$.

Foi revelado que as crianças com EAR têm uma frequência significativamente ($p<0,05$) mais elevada de perturbações do sono (dissonias, insónias, sonolongias, sonambulismo, pesadelos) - 41%.

Verifica-se também que a percentagem de crianças sem alterações patológicas no SNC é estatisticamente significativa ($p<0,05$) inferior à dos controlos (42,8%, vs. 9%).

Com base no exposto, podemos supor que, de acordo com os nossos resultados, estas síndromes (síndrome de insuficiência piramidal e extrapiramidal, síndrome de distonia muscular, enurese e outras) podem ser consequência de uma frequência bastante elevada de formas subclínicas de lesão do sistema nervoso central no período perinatal.

O exame neuropsicológico complementou o exame neurológico, aumentando significativamente a eficácia do diagnóstico tópico das lesões cerebrais e da interação inter-hemisférica. Para esclarecer o mecanismo de formação dos sintomas, bem como para analisar o estado e a dinâmica do desenvolvimento das funções mentais nas diferentes variantes da perturbação do desenvolvimento da fala, realizámos um estudo neuropsicológico. As perturbações neuropsicológicas reveladas das funções cerebrais superiores nas crianças examinadas são apresentadas na Fig. 3.4.

O estudo neuropsicológico incluiu a avaliação da praxia cinestésica, dinâmica e espacial, da coordenação auditivo-motora, da estereognosia, da gnose visual, da fala, da memória auditivo-falada, do desenho e da memória visual.

Os distúrbios da fala foram encontrados em 100% dos casos em ambos os grupos. No grupo principal, a gnose auditiva, a astereognosia, a coordenação auditivo-motora e a praxia dinâmica foram significativamente predominantes (87%, 83%, 83% e 77%, respetivamente). Ao mesmo tempo, estas perturbações foram significativamente menores no grupo de comparação (57%, 43%, 30% e 23%, respetivamente).

кинестетический праксис
43
пространственный праксис
53
динамический праксис
77
слухо-моторная координация
83
астереогноз
83
зрительный гнозис
87
слухо-речевая память
83
навыки рисоваяния
67
0
20
40
60
80
100

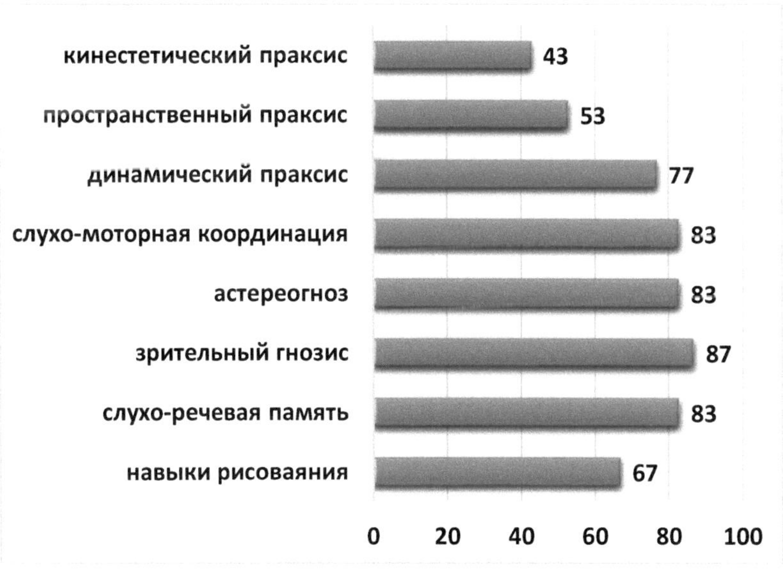

Figura 3.4. Perturbações cognitivas nas crianças com autismo estudadas

A perturbação do desenho e a perturbação da memória auditivo-verbal ocorreram de forma semelhante em ambos os grupos (67% e 83% no grupo principal e 57% e 77% no grupo de comparação, respetivamente).

Conclusões do capítulo

As crianças examinadas apresentavam uma prevalência de risco médio e elevado de desenvolvimento de PEA de acordo com o questionário de rastreio M-CHAT-R (45 e 40%, respetivamente). Os critérios para o diagnóstico precoce da SAA em crianças foram desenvolvidos com base na análise da escala de rastreio M-CHAT-R e dos critérios do DSM V

Os sintomas neurológicos nas crianças com autismo dependem da idade e caracterizam-se por microssintomatologia difusa sob a forma de dissociação do tónus, alterações dos reflexos (assimetria ligeira dos reflexos tendinosos e periosteais), baixa produção de fala e défices na comunicação social. As alterações do estado neurológico dos doentes com autismo infantil precoce são mais frequentemente caracterizadas por alterações dos reflexos tendinosos, do tónus muscular e por lesões do hMN.

As síndromes neurológicas (síndrome de insuficiência piramidal, extrapiramidal, síndrome de distonia muscular, enurese e outras) podem ser o resultado de uma frequência bastante elevada de formas subclínicas de lesões do sistema nervoso central no período perinatal.

CAPÍTULO 4. RESULTADOS DAS ANÁLISES DO TEOR DE NEUROPROTEÍNAS E DA COMPOSIÇÃO ELEMENTAR DO CABELO

4.1 Composição de oligoelementos no cabelo de crianças com perturbações do espetro do autismo

Os micronutrientes desempenham um papel importante no funcionamento do sistema nervoso. Têm-se acumulado dados experimentais e clínicos que indicam que a razão para o desenvolvimento de sintomas patológicos e doenças (incluindo doenças do sistema nervoso) pode ser o conteúdo desequilibrado de macro e micronutrientes no corpo humano. Hoje em dia, as pessoas estão expostas a uma exposição significativa a substâncias tóxicas, o que afecta significativamente a sua saúde [12, 123]. O desequilíbrio entre substâncias essenciais e tóxicas no corpo humano pode causar o desenvolvimento de todos os tipos de doenças, incluindo as perturbações do espetro do autismo (PEA).

Apesar do importante componente genético na determinação do risco de desenvolvimento de EAR, a maioria dos casos é de natureza multifatorial e realiza-se com a participação de determinados factores patogénicos [38, 56]. Esses factores incluem distúrbios imunitários, desequilíbrio oxidativo, exposição do organismo a agentes tóxicos e ingestão insuficiente de nutrientes essenciais [48, 92].

Devido à natureza multifatorial da maioria dos casos de EAR, coloca-se a questão da pertinência de identificar factores de risco específicos para um determinado território de residência, população ou grupo étnico.

Este capítulo apresenta as particularidades da composição em micronutrientes do cabelo de crianças com SAA. Foram examinadas sessenta e uma crianças com EDA. Acredita-se geralmente que a composição dos elementos no cabelo reflecte a sua ingestão durante um longo período de tempo (meses, anos), enquanto as flutuações no nível de bioelementos, a curto prazo em termos de exposição e significativas em termos de ingestão, se reflectem mais rapidamente nos fluidos, incluindo o sangue [68].

Foram estudados vinte e quatro elementos no cabelo de crianças com EAR. Os dados obtidos são apresentados no quadro 4.1.

Tabela 4.1.

Teor médio de micronutrientes no cabelo de crianças com ASD (μg/g)

Elementos	Médias	Desvio médio	Valores de referência
Na	1124,992	156,299	250-800
Cl	6138,016	554,424	1000-2000
Ca	339,836	20,334	1000-1500
Sc	0,004	0,0001	0,006-0,015
Cr	0,381	0,091	0,35-1,0
Mn	0,538	0,074	0,35-1,0
Fe	19,121	1,151	20-30
Co	0,039	0,007	0,05-0,1
Cu	7,626	0,669	15-20
Zn	108,369	7,771	150-250
K	1330,656	189,955	800-1000
Se	0,418	0,011	0,35-1,0
Br	177,126	55,956	1-3,2
Rb	0,933	0,126	0,5-1,0
Ag	0,203	0,053	0,1-0,25
Sb	0,082	0,025	>0,2
I	0,778	0,209	0,8-1,5
La	0,025	0,008	0,02-0,04
Au	0,015	0,003	0,02-0,05
Hg	0,041	0,013	0,1-0,3
U	0,121	0,026	0,1-0,3

Como	0,108	0,007	0,1-0,3
Ba	1,600	0,180	1,0-5,0

Como se pode ver nos dados apresentados, as crianças com EAR têm um aumento significativo de sódio (1124,99±156,3 μg/g com valores de referência de 250-800 μg/g), cloro (6138,0±554,4 μg/g com valores de referência de 1000-2000 μg/g), potássio (1330,7±189,9 μg/g com valores de referência de 800-1000 μg/g), bromo (177,1±55,9 μg/g com valores de referência de 1,-3,2 μg/g) e diminuição de indicadores como cálcio (339,8±20,3 μg/g com valores de referência de 1000-1500 μg/g), zinco (108,4±7,8 μg/g com valores de referência de 150-250 μg/g) e ferro (19,1±1,2 μg/g com valores de referência de 20-30 μg/g).

O estudo do conteúdo de macronutrientes mostrou que as crianças com EAR têm níveis aumentados de sódio em 47,5 por cento dos casos, de cloro em 83,6 por cento, num contexto de diminuição do cálcio em 100 por cento dos casos e de potássio em 80,3 por cento dos casos (Fig. 4.1).

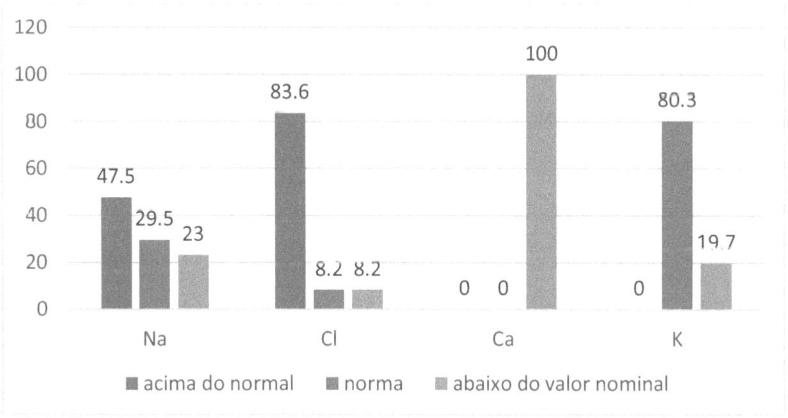

Figura 4.1. Análise do teor de macronutrientes no cabelo de crianças com RAS

Entre os oligoelementos essenciais nas crianças com EAR, verifica-se uma diminuição do cobre em 95,1% dos casos, do cobalto em 82,0%, do crómio em 80,3%, do zinco em 77,0% e do iodo em 75,4%. Estes elementos essenciais diminuem num contexto de aumento do bromo em 86,9% e de valores normativos de selénio em 80,3% e de manganês em 63,9% (Fig. 4.2).

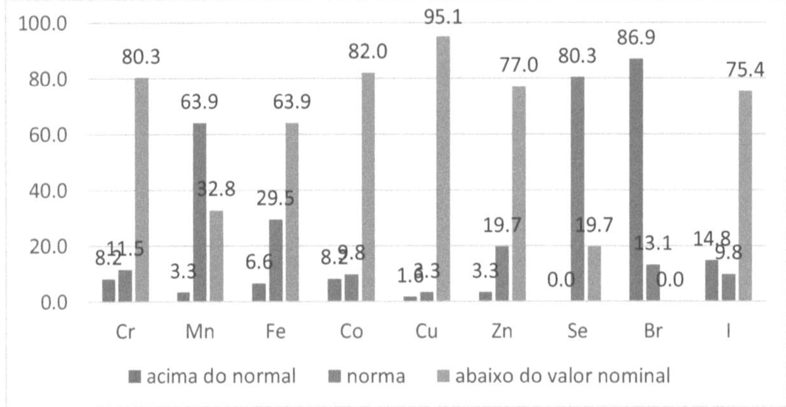

Figura 4.2. Análise do teor de micronutrientes essenciais no cabelo de crianças com RAS

O zinco e o cobre reduzidos podem desempenhar um papel no sistema GABA, que está provavelmente alterado na síndrome autista.

Em crianças com EAR, foram identificadas deficiências de macronutrientes e elementos essenciais como o ferro, o zinco, o manganês, o selénio e o cobalto, cujo nível é significativo para a regulação epigenética do genoma, e as perturbações a nível epigenético são consideradas como possíveis causas de perturbações do desenvolvimento neurológico que conduzem a perturbações do espetro do autismo [9].

Como se pode ver no Diagrama 4.3, as crianças com EAR têm, na maioria dos casos, um baixo teor de oligoelementos tóxicos; no entanto, é de notar que 31,1 por cento têm níveis elevados de rubídio e 21,3 por cento têm níveis elevados de prata.

O excesso complexo de micronutrientes tóxicos leva à perturbação de importantes processos metabólicos e respiratórios por substituição de micronutrientes essenciais e, consequentemente, pode aumentar o risco de desenvolvimento de EAR.

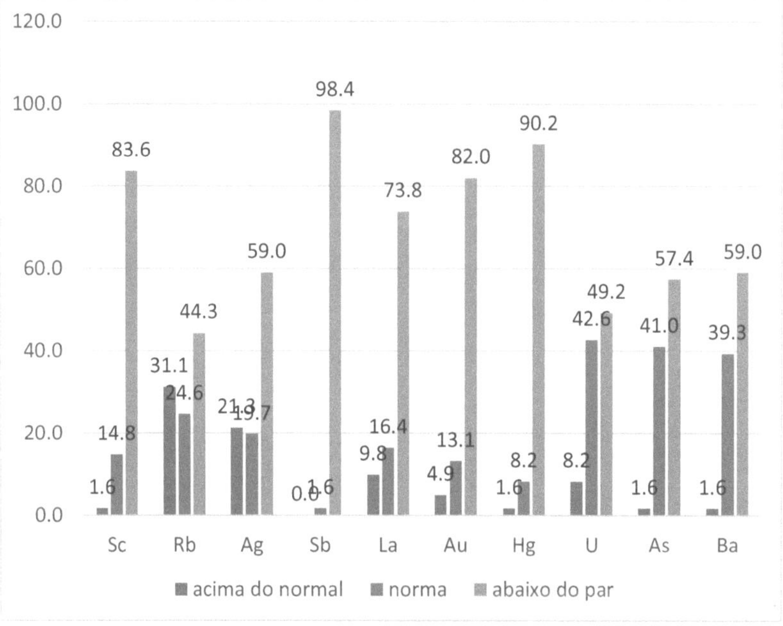

Figura 4.3. Análise do teor de oligoelementos tóxicos no cabelo de crianças com RAS

As crianças com EAR que têm um excesso de metais tóxicos têm uma pontuação mais elevada no teste ATEC (60 pontos ou mais), o que apoia a hipótese de que níveis elevados de metais tóxicos são importantes para o risco de desenvolver esta doença.

Estabelecemos uma correlação entre o estado dos macro e microelementos e a gravidade da RAS nas crianças (Fig. 4.4).

Assim, as correlações directas mais elevadas foram obtidas com o sódio, o cloro e o bromo, ou seja, quanto mais elevado for o teor destes macronutrientes, mais grave é o grau de RAS. Foi também estabelecida uma correlação inversa elevada e média com oligoelementos essenciais como o cálcio, o crómio, o ferro, o cobalto, o cobre, o zinco e o iodo.

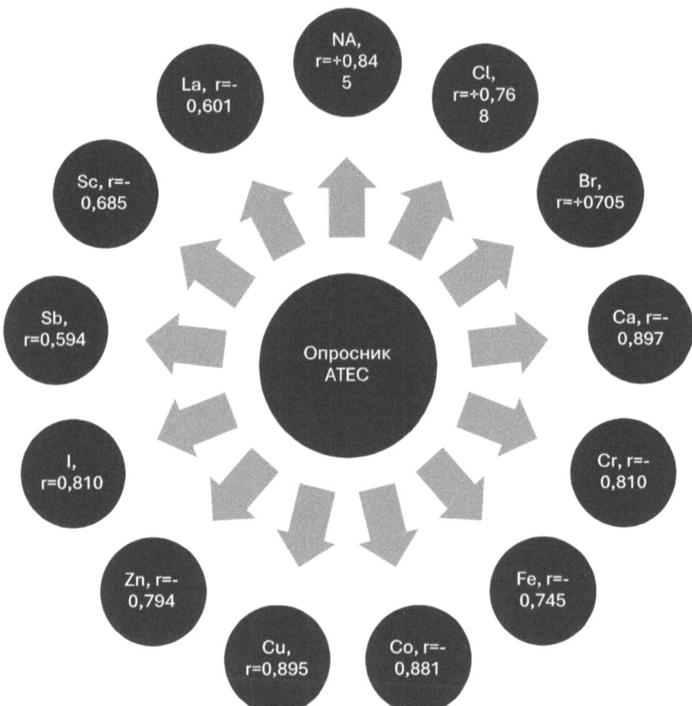

Fig. 4.4. Indicadores da correlação entre o estado macro e microelementar do cabelo e a gravidade da RAS de acordo com o questionário ATES

Considerando que todos os oligoelementos tóxicos estudados no nosso estudo eram inferiores ao normal, no entanto, verificámos a sua influência no desenvolvimento da EAR, o que foi comprovado pela elevada relação inversa na análise de correlação.

4.2 Indicadores neuroimunológicos de crianças com perturbações do espetro do autismo

Vários sistemas neuroquímicos (glutamatérgicos, GABAérgicos, serotoninérgicos, dopaminérgicos, etc.) desempenham um papel importante na atividade e na maturação do sistema nervoso central.

O facto de estes sistemas interagirem ao nível dos receptores durante o desenvolvimento do SNC é particularmente importante para a compreensão do funcionamento do cérebro em condições normais e patológicas. Isto torna necessário clarificar e, possivelmente, rever as hipóteses existentes sobre a patogénese das doenças neuropsiquiátricas nas crianças, em particular, os SRA nas crianças.

Ao avaliar o conteúdo médio da proteína S100B no soro das crianças com OG, observou-se um aumento significativo em comparação com o das crianças com GC (p=0,005) (Fig. 4.5).

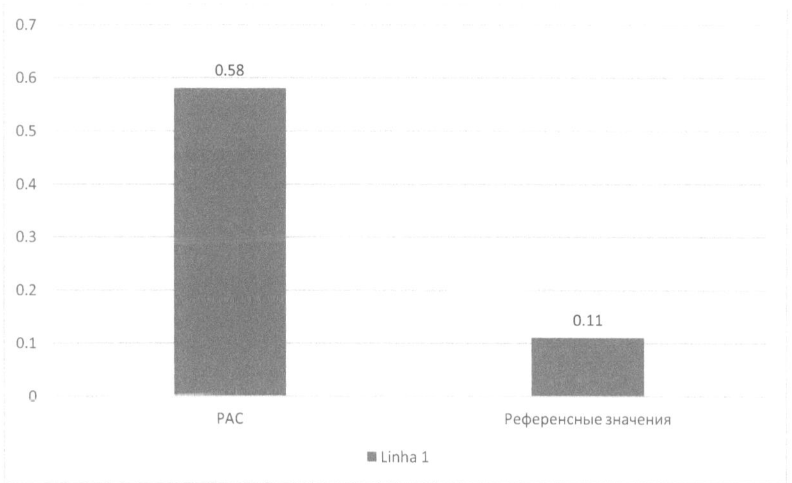

Figura 4.5. Conteúdo de S100B em crianças com EAR

Catorze (31%) crianças com EAR tinham pontuações S100B ligeiramente acima ou no limite superior do normal, em contraste com as crianças do GC.

No curso grave da EAR, os índices de S100B eram elevados e, na gravidade moderada das perturbações, havia uma diferença em relação aos índices do grupo de controlo. A maior parte das crianças com EAR tem sinais de mecanismos neuroprotectores enfraquecidos, e as crianças com anomalias no desenvolvimento das estruturas cerebrais têm sinais de lesões cerebrais hipóxico-isquémicas.

A enolase específica dos neurónios é uma das variedades estruturais da enzima enolase, que é necessária para a glicólise e está, portanto, presente em todas as células do corpo. As isoformas desta enzima são específicas dos tecidos. A enolase específica dos neurónios, NSE, uma isoforma específica dos neurónios, é caracterizada por algumas características estruturais necessárias para o funcionamento normal desta enzima em concentrações elevadas de iões cloreto.

Para além do citoplasma dos neurónios, a NSE encontra-se também em células de origem neuroendócrina, como as células cromafins da medula suprarrenal, as células parafoliculares da glândula tiroide e algumas outras. No entanto, nas células tumorais ocorre um aumento da síntese desta enzima, o que garante uma elevada taxa de glicólise, um crescimento ativo do tumor e a sua disseminação para os tecidos circundantes.

A elevação da NSE é frequentemente observada no cancro do pulmão de pequenas células, bem como no cancro medular da tiroide, no feocromocitoma, nos tumores neuroendócrinos do intestino e do pâncreas e no neuroblastoma.

As crianças com EAR apresentaram um aumento de 12,4 vezes na NSE em relação aos valores normativos (5,46±0,84 versus 0,44±0,03; $P<0,001$) (Figura 4.6).

O aparecimento de níveis séricos reduzidos de anticorpos contra o OBM indica uma rutura da barreira hemato-encefálica, mais significativa em doentes com RAS.

Simultaneamente, a perda parcial ou total da mielina por excrescências viáveis pode levar a perturbações pronunciadas na condução dos impulsos nervosos.

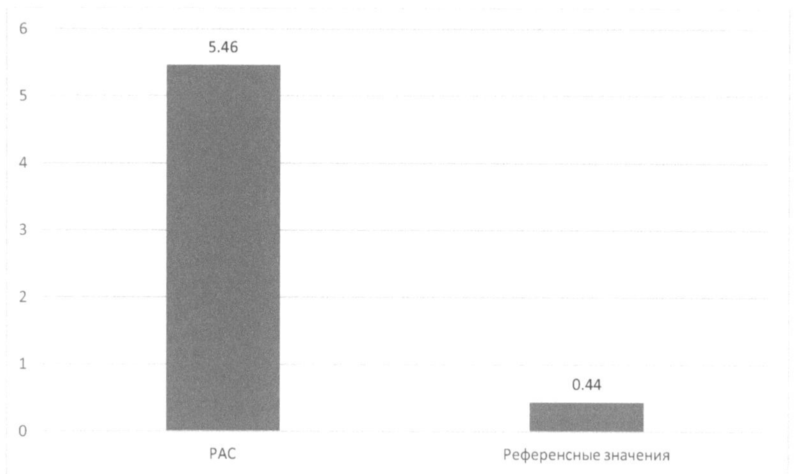

Figura 4.6. Pontuação NSE-IFA-BEST em crianças com EAR

++A desmielinização do axónio reduz significativamente a velocidade de condução dos impulsos nervosos, de modo que o processo de condução deixa de ser feito em cambalhota entre os interceptos de Ranvier, como acontece numa fibra mielinizada, e o movimento dos electrólitos (K e Na) ocorre em toda a superfície do axónio. Isto pode levar à formação de novos canais iónicos na membrana celular e aumentar a concentração de iões de potássio no espaço extracelular, o que, por sua vez, pode alterar a excitabilidade das células nervosas e exacerbar a atividade cerebral paroxística.

As crianças com EAR apresentaram uma diminuição de quase 2 vezes na MVR em relação aos controlos (0,69±0,02 versus 0,35±0,03; P<0,05) (Figura 4.7).

É de salientar que a GFAP desempenha um papel fundamental na manutenção do funcionamento normal tanto dos astrócitos individuais como do SNC no seu todo. As alterações no seu conteúdo têm um significado clínico importante nas doenças do sistema nervoso.

No SNC maduro, esta proteína neuroespecífica encontra-se nos astrócitos protoplasmáticos da substância cinzenta e nos astrócitos fibrosos da substância branca e desempenha um papel importante na sua diferenciação.

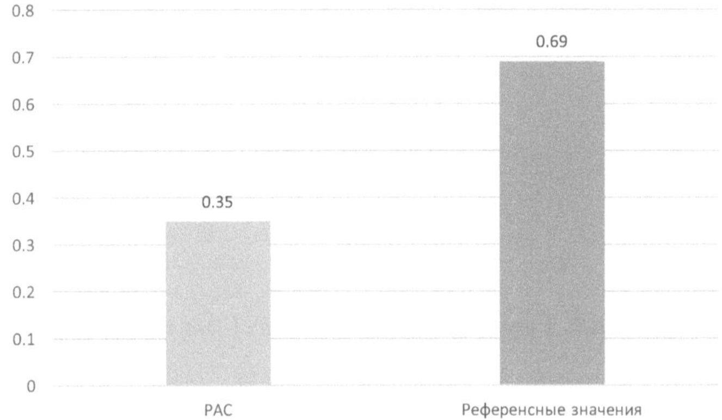

Figura 4.7. Pontuação da MBP-Proteína Básica da Mielina em crianças com EAR

Na superfície do cérebro, a GFAP está concentrada nos astrócitos que formam a membrana glial limite superficial (membrane limitans gliae superficialis) e encontra-se em grandes quantidades nos astrócitos subependimários perto dos ventrículos do cérebro.

Os resultados obtidos por V.A. Berezin (2010) indicam que existe uma relação entre o grau de permeabilidade do GEB e a quantidade de GFAP que penetra no sangue. Assim, a presença de AAT para GFAP no soro também indica indiretamente uma perturbação da função de barreira do GEF nas crianças examinadas com EAR (Fig. 4.8).

Como pode ser visto a partir dos dados apresentados, houve um aumento de 12,3 vezes no GFAP em relação aos valores normativos (0,37±0,008 versus 0,03±0,002; P<0,001).

A serotonina tem muitas funções no corpo, incluindo o humor, o sono, o apetite e a socialidade. No trato gastrointestinal estimula os músculos envolvidos na digestão, no sistema circulatório provoca a constrição ou dilatação dos vasos sanguíneos e no cérebro transmite mensagens entre neurónios. A sua concentração no cérebro está intimamente ligada à depressão.

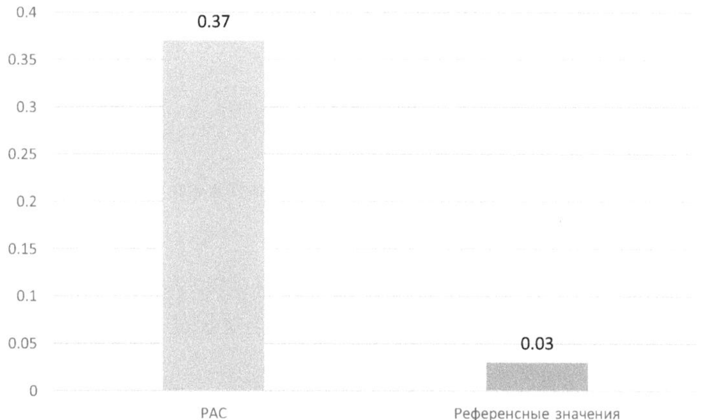

Figura 4.8. Pontuações GFAP em crianças com EAR

Verificou-se que as crianças com EAR apresentavam um aumento de quase 3 vezes na serotonina sanguínea, com uma média de 3,45±0,07, em comparação com 1,05±0,08 no grupo de controlo (P<0,01) (Figura 4.9)

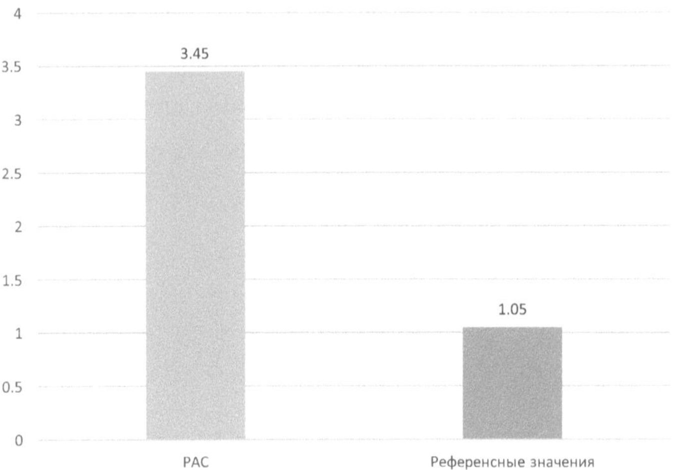

Figura 4.9. Valores de ST-Serotonina em crianças com EAR

Assim, nas crianças com EAR existe um desequilíbrio no estado neuroimunológico, pelo que se regista um aumento do nível de S100B, NSE, GFAP no contexto de uma diminuição de OBM e ST-Serotonina.

Conclusões do capítulo

Em amostras de cabelo de crianças com RAS, foi encontrada uma diminuição do nível de macronutrientes (sódio, crómio e bromo), elementos essenciais (cálcio, crómio, zinco, cobre, ferro, cobalto, iodo) envolvidos no funcionamento dos sistemas nervoso e imunitário.

Verificou-se uma tendência para aumentar o teor de oligoelementos tóxicos (rubídio, prata, lantânio, urânio). Foi estabelecida a correlação entre o nível de macronutrientes, os elementos essenciais e o aumento das pontuações no teste ATES que reflecte o estado clínico das crianças com perturbações do espetro do autismo.

Verificou-se um aumento de quase 12 vezes do nível de NSE e GFAP, um aumento de 5 vezes do nível de S100B em relação aos valores normativos, num contexto de diminuição de 2 vezes da OPM e de 3 vezes da serotonina. Sabe-se que a S100B modula a atividade de ligação específica dos receptores de acetilcolina, ácido γ-aminobutírico, norepinefrina, dopamina e serotonina. Além disso, participa na implementação de programas genéticos de apoptose e proteção anti-apoptose e, juntamente com a GFAP, é o principal componente dos processos reparadores no cérebro após vários tipos de danos.

Níveis elevados de NSE, GFAP e S100B indicam uma proliferação deficiente das células gliais e da maturação dos neurónios cerebrais e contribuem para a concretização da ação neurodegenerativa. As crianças com EAR apresentam níveis elevados de serotonina, quase 3 vezes superiores aos valores de referência

CAPÍTULO 5. AVALIAÇÃO DA EFICÁCIA DA REFLEXOTERAPIA POR MICROCORRENTES NO AUTISMO

Para analisar os resultados do estudo sobre a eficácia do método MTRT, dividimos as crianças com autismo em dois grupos. O grupo principal era constituído por 80 crianças com autismo que receberam sessões de MTRT no âmbito de um tratamento farmacológico complexo e de uma terapia ABA.

A MERT foi realizada com o dispositivo "MERT" autorizado para utilização na União Europeia (número de registo MED 31494_1). Durante o MERT, foram utilizados sinais eléctricos ultra-pequenos, que são aplicados em vários pontos biologicamente activos para restaurar a função normal do cérebro e da medula espinal do próprio paciente. O curso completo do tratamento é de 3 semanas - 15 procedimentos terapêuticos. O tratamento é efectuado diariamente, a duração de um procedimento de tratamento varia entre 30 e 40 minutos.

O grupo de comparação era constituído por 40 crianças com autismo que recebiam farmacoterapia padrão e terapia ABA.

Como resultado dos estudos, verificou-se uma melhoria, que em alguns casos foi significativa, mas para todos os indicadores de desenvolvimento das crianças com EAR, houve uma tendência para a melhoria do grupo principal em relação ao grupo de comparação.

No grupo de comparação, todos os indicadores de desenvolvimento das crianças mostraram uma dinâmica positiva no decurso do tratamento, mas a fiabilidade foi registada apenas para o indicador "Ausência do pronome "eu" no léxico".

A inclusão da MTRT no tratamento complexo ajuda a restaurar não só as capacidades de desenvolvimento numa criança com EAR, mas também a nivelar os sintomas de ansiedade e fobias - quase duas vezes mais do que no grupo de comparação, onde as crianças receberam apenas farmacoterapia.

Os resultados dos estudos mostraram melhorias, que foram significativas em alguns casos, mas para todos os indicadores de desenvolvimento das crianças com EAR, houve uma tendência de melhoria no grupo principal em relação ao grupo de comparação (Figura 5.1).

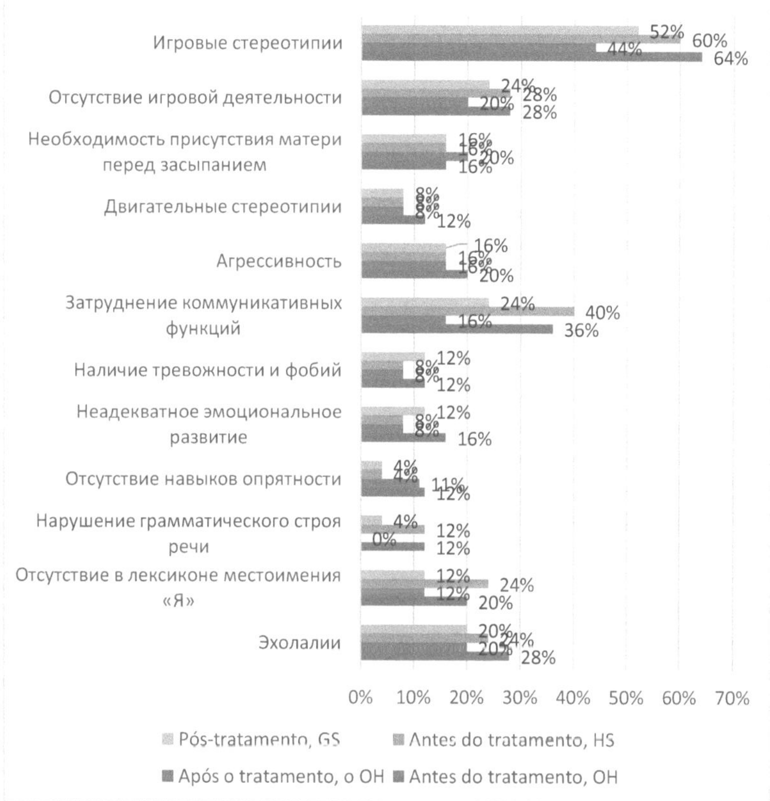

Fig. 5.1. **Desenvolvimento das crianças examinadas com RAS na dinâmica da terapia**

Além disso, realizámos investigações para estudar a dinâmica da memória visual e auditivo-verbal, a atenção, os processos de pensamento e a esfera emocional (Quadro 5.1).

Tabela 5.1.

Dados de exames de crianças com DA antes e depois do tratamento

Indicadores	Grupo principal		Grupo de comparação	
	Antes do tratamento	Após o tratamento	Antes do tratamento	Após o tratamento
Dados sobre a dinâmica dos índices de memória visual e auditivo-verbal				
Capacidade de memória visual (primeira apresentação)	1,5 números	2.9 números	1.24 valores	1.7 números
Capacidade de memória verbal auditiva (primeira apresentação)	2.1 palavras.	3.75 palavras.	2.2 palavras.	3.0 palavras.
Dados sobre a dinâmica dos indicadores de atenção				
Número de erros por 1 minuto	9,1	7,3	8,8	8,1
Dados sobre a dinâmica dos indicadores de produtividade do pensamento				
Número de tarefas concluídas	2,05	4,1*	2,3	3,4
Dados sobre a dinâmica dos indicadores da esfera emocional				
Fobias	6,1	2,7*	6,9	4,9
Ansiedade	7,3	3,6*	6,4	4,2
Reacções agressivas	7,6	3,3*	7,7	6,1
Reacções depressivas	5,4	1,9*	5,8	4,2

Nota: * - fiabilidade dos dados antes e depois do tratamento (P<0,05)

Como se pode observar nos dados apresentados na tabela, as crianças com EAR com a inclusão do TRT apresentaram recuperação dos indicadores de memória visual e auditiva na dinâmica do tratamento, porém os valores não foram confiáveis, mas tiveram uma tendência mais acentuada em relação ao grupo de comparação.

Um quadro semelhante é observado quando se analisam os indicadores de atenção na dinâmica do tratamento, no grupo principal as crianças cometeram erros 1,5 vezes menos frequentemente, enquanto no grupo de comparação - 1,1 vezes. De acordo com os dados obtidos, a fiabilidade dos dados não foi significativa, mas teve uma tendência pronunciada no grupo principal de crianças com RAS.

Ao administrar o MTRT no tratamento complexo, as crianças do grupo principal apresentaram um aumento de 2 vezes na atenção produtiva, enquanto no grupo de comparação 1,5 vezes (P<0,05).

Na esfera emocional também se verificou um nivelamento significativo dos indicadores das crianças com EAR do grupo principal em relação aos dados antes e depois do tratamento, bem como aos indicadores das crianças do grupo principal (P<0,05)

No final do tratamento, verificou-se uma dinâmica positiva: o interesse cognitivo pelo ambiente aumentou, a fadiga, a excitabilidade e a agressividade diminuíram.

O volume da memória de trabalho na modalidade visual aumentou 1,93 vezes; na modalidade auditivo-verbal - 1,76 vezes. A atenção arbitrária tornou-se mais estável, o número de erros diminuiu 1,28 vezes.

Após o tratamento anterior, a criança conseguiu realizar, em média, mais 2,95 tarefas e a produtividade do pensamento aumentou 3,57 vezes.

Após o curso do tratamento, as fobias diminuíram, a ansiedade diminuiu, as reacções agressivas e depressivas também diminuíram.

Em 52% dos casos, as crianças do grupo principal apresentaram uma dinâmica positiva da atividade cognitiva de grau moderado e pronunciado; 40% das crianças apresentaram uma dinâmica ligeiramente positiva e apenas 8% das crianças não apresentaram qualquer dinâmica. 8% das crianças apresentaram dinâmicas positivas de grau acentuado, estas crianças apresentaram uma melhoria significativa do estado emocional, aparecimento de atividade arbitrária, redução de estereotipias motoras, aparecimento de função comunicativa da fala.

Em crianças tratadas de acordo com a metodologia padrão, a dinâmica positiva de um grau pronunciado foi observada em apenas 8%, a dinâmica cognitiva de um grau moderado em 28% das crianças, em 36% - um grau fraco, em 28% dos casos não havia dinâmica, ou seja, nenhuma dinâmica e dinâmica fraca em 64% dos casos; apenas 36% das crianças tinham dinâmica moderada e pronunciada.

A pontuação média no teste ATES - no grupo principal diminuiu de 61,94 para 42,21 pontos (quase 20 pontos), enquanto no grupo de comparação, este índice diminuiu de 61,86 para 48,1 pontos (cerca de 14 pontos).

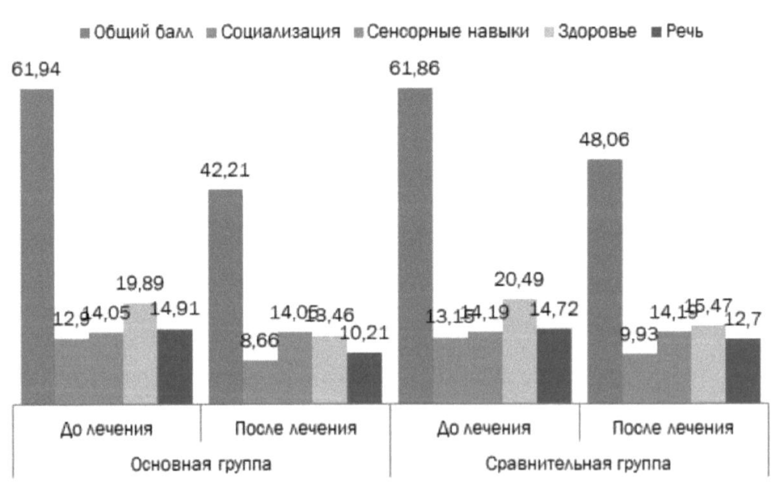

Figura 5.2. **Avaliação da eficácia do tratamento pelo teste ATEC (pontuações)**

Esta tendência também foi observada noutras subescalas, indicando a eficácia do RTT para crianças com PEA

Em 52% das crianças com PEA do grupo principal registou-se uma dinâmica positiva pronunciada na esfera cognitiva, enquanto no grupo de comparação apenas 8% das crianças conseguiram alcançar uma dinâmica positiva pronunciada, o que foi significativo (Fig. 5.3).

Uma dinâmica positiva fraca foi observada em 40% das crianças do grupo principal e em 64% das crianças do grupo de comparação. A ausência de dinâmica da atividade cognitiva foi observada com 3,5 vezes menos frequência nas crianças do grupo principal e em 28% do grupo de comparação.

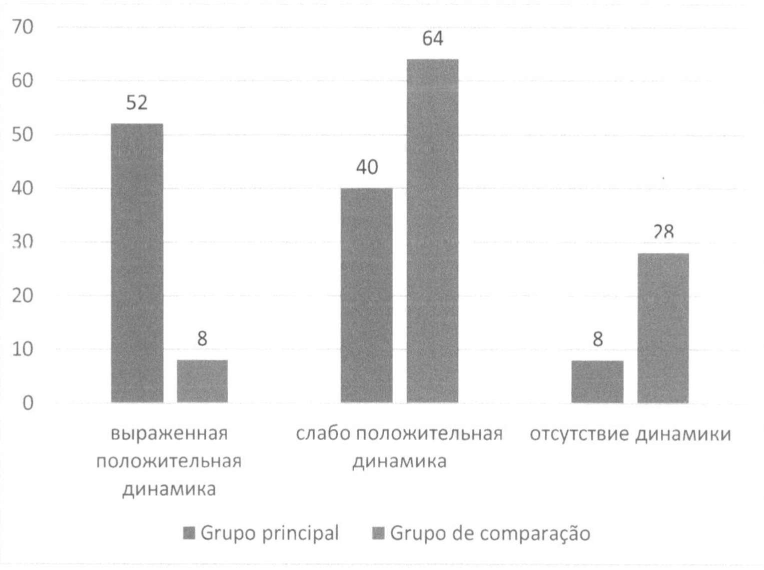

Fig. 5.3. Dinâmica da atividade cognitiva no processo de tratamento de crianças com EAR

Conclusões do capítulo:

Foram encontradas melhorias significativas na adaptação social e no aumento da sociabilidade em pacientes com autismo infantil precoce após a inclusão da RTT no pacote de tratamento.

As crianças com EAR que receberam RTT no tratamento complexo aumentaram as capacidades de fala, a produtividade da atenção, a modalidade visual, diminuíram a ansiedade, a agressividade e as reacções depressivas, bem como a aquisição de capacidades de comunicação numa média de 45,3%.

CONCLUSÕES

1. O diagnóstico precoce da EAR deve ser feito com a inclusão dos critérios do DSM5 juntamente com o método de rastreio M-CHAT, que permitirá avaliar a gravidade dos defeitos neurológicos e psico-emocionais e refletir o estado do estado sócio-comunicativo da criança. Entre 405 crianças com queixas de falta de sociabilidade, fala, comportamentos estereotipados e repetitivos, interesses e passatempos limitados, de acordo com o questionário de rastreio M-CHAT-R, foi encontrada uma prevalência de risco médio e elevado de desenvolvimento de EAR (45 e 40%, respetivamente).

2. Em resultado dos critérios desenvolvidos para o diagnóstico precoce da EAR com base na análise da escala de rastreio M-CHAT-R e dos critérios do DSM V, 29,6% das crianças foram diagnosticadas com EAR.

3. As crianças com EAR apresentam um desequilíbrio do conteúdo de neuroproteínas no sangue, que se caracteriza por um aumento significativamente significativo do nível de S100B (5,3 vezes; $P<0,001$), NSE (12,4 vezes; $P<0,001$), GFAP (12,3 vezes; $P<0,001$) e ST-Serotonina (3 vezes; $P<0,01$), tendo como pano de fundo uma diminuição da OPM (2 vezes; $P<0,05$). Com base na análise de correlação cruzada, foi comprovada a influência do desequilíbrio neuroproteico no desenvolvimento da gravidade da EAR em crianças.

4. A análise de macronutrientes e oligoelementos na composição do cabelo de crianças com RAS mostrou uma diminuição do nível de macronutrientes (cálcio), elementos essenciais (crómio, zinco, cobre, ferro, cobalto, iodo) envolvidos no funcionamento dos sistemas nervoso e imunitário. Verificou-se uma tendência para o aumento do teor de oligoelementos tóxicos (rubídio, prata, lantânio, urânio). Foi estabelecida a correlação entre o nível do conteúdo de macronutrientes, elementos

essenciais e o aumento das pontuações no teste ATES que reflecte o estado clínico das crianças com perturbações do espetro do autismo.

5. O tratamento neuroprotector medicamentoso complexo da EAR em crianças, em combinação com métodos não medicamentosos - MTRT, conduziu a melhorias significativas nas competências de fala e de interação social, bem como à aquisição de competências de comunicação numa média de 45,3%.

RECOMENDAÇÕES PRÁTICAS

1. É proposto o complexo de diagnósticos multinível em doentes com autismo infantil precoce, incluindo o diagnóstico clínico e neurológico, neuropsicológico, a utilização de escalas especiais e, em particular, o M-CHAT-R, que permite determinar o estado funcional do sistema nervoso central;

2. As crianças em idade pré-escolar devem ser sujeitas a uma observação dinâmica contínua até à idade escolar, para efeitos de diagnóstico precoce e correção atempada das perturbações detectadas.

3. O estudo dos indicadores neuroimunológicos deve ser incluído no complexo de medidas de diagnóstico no diagnóstico precoce e no diagnóstico diferencial da EAR.

4. A utilização do MTRT deve ser incluída no complexo de medidas terapêuticas para a correção psico-falante dos pacientes com EAR.

LISTA DE REFERÊNCIAS

1. Barylnik Y.B., Aleshina N.V. Fatores patogênicos na história das crianças, precedendo a formação de sintomas de autismo infantil (orgânico e processual) //Vestnik neurologia, psiquiatria e neurocirurgia. 2013. № 6. C. 18-22.
2. Proteína s100b e auto-anticorpos contra ela no diagnóstico de lesões cerebrais em traumas craniocerebrais em crianças/E. G. Sorokina, J. B. Semenova, O. K. Granström, et al. G. Sorokina, J. B. Semenova, O. K. Granström, et al //Journal of Neurology and Psychiatry. C.C. Korsakov. - 2010. - T. 110. № 8. - C. 30-35.
3. A proteína s100v no sangue de crianças com perturbações do espetro do autismo / T. F. Golubova. F. Golubova, L. A.. Tsukurova, L. L. Korsunskaya e outros //Journal of Neurology and Psychiatry. C.C. Korsakov. - 2019. - T. 119. № 12. - C. 76-83.
4. Bobylova M.Y., Vinyarskaya I.V., Bystrova K.Y., Narovatkina Y.K. Autismo atípico em crianças: características do estado somatoneurológico e observação ambulatorial por um pediatra geral // Russian Journal of Child Neurology. 2013. T. 8. № 4. C. 42-51.
5. Bobylova M.Y., Mironov M.B., Kulikov A.V., Kazakova M.V., Bogacheva M.A., Tankevich Y.A., Glukhova L.Y., Barletova E.I., Abramov M.O., Mukhin K.Yu, Rudenskaya G.E. Caso clínico de mutação do gene SYNGAP1, C2214_2217DELTGAG DE NOVO em uma menina com epilepsia, retardo mental, autismo e distúrbios motores // Neurologia, Neuropsiquiatria, Psicossomática. 2014. № 2. C. 34-40.
6. Variação do conteúdo do satélite 3 (1q12) nos genomas dos leucócitos sanguíneos de crianças mentalmente saudáveis e de crianças com autismo/. G. Nikitina, Y. M. Chudakova, G. V. Shmarina, et al: A ciência psiquiátrica na história e na perspetiva. Actas da Conferência Científica e Prática do Jubileu de Toda a Rússia com participação internacional,

dedicada ao 75.º aniversário do Centro Científico de Saúde Mental. - 2019. - C. 212-213.

7. Vinarskaya A. Kh. Calcium-binding protein s100b and some problems of neurology/A. Kh. Vinarskaya, T. Kh. Bogodvid, V. V. Andrianov// Eurasian Scientific Association. - 2020. - № 4-3 (62). - C. 146-150.
8. Influência dos banhos de bischofite nos indicadores da proteína S100B no plasma sanguíneo de crianças com perturbações do espetro do autismo : edição científica / T. F. Golubova [et al.] // Vestnik rehabilitativnaya meditsina : Associação de especialistas em medicina de reabilitação; União de especialistas em reabilitação da Rússia. - 2020. - N 4. - C. 48-54
9. Voronkova K.V., Pylaeva O.A., Kholin A.A. Epilepsia e autismo // Vestn Epileptologii 2012;(1):12-20.
10. Glutamato sérico no autismo e noutras perturbações do desenvolvimento psico-verbal das crianças/T. A. Mityukova, T. V. Dokukina, O. E. Polulyakh, et al. A. Mityukova, T. V. Dokukina, O. E. Polulyakh et al //Laboratory Diagnostics. Europa de Leste. - 2020. - T. 9. № 4. - C. 420-430.
11. Glukhova L.Y. Regressão epilética autista. // Vestn Epileptologii 2012;(1):3-12.
12. Golubova T.F., Tsukurova T.F., Nuvoli A.V., Vlasenko S.V., Savchuk E.A. efeito dos banhos de bischofite nos indicadores da proteína S100B no plasma em crianças com distúrbios do espetro do autismo. vestnik rehabilitativnoy medina. 2020; 98 (4): 48-54. https://doi.org/10.38025/2078–1962–2020–98–4–48–54
13. Fragmentos de ADN extracelular enriquecidos com GC induzem a apoptose em linfócitos do sangue periférico de crianças com autismo/Yu.M. Chudakova, E.S. Ershova, N.N. Veiko et al: Actas do XXIII Congresso da Sociedade Fisiológica I. P. Pavlov com participação internacional. - 2017. - C. 373-375.

14. Zavadenko N.N., Pechatnikova N.L., Simashkova N.V., Zavadenko A.N., Orlova K.A. Distúrbios neurológicos em crianças com autismo// Russian journal of perinatology and paediatrics. 2015. T. 60. № 2. C. 14-21
15. Ivanov, M.V. Resultados do rastreio epidemiológico do risco de perturbações do espetro do autismo em crianças pequenas / M.V. Ivanov, N.V. Simashkova, G.V. Kozlovskaya // Boletim do Conselho de Jovens Cientistas e Especialistas da região de Chelyabinsk. 2016. T. 3. № 2 (13). C. 56-59.
16. Karashchuk L.N., Razzhivina M.I. O problema do autismo no mundo moderno // Pessoa em um mundo em mudança: saúde, adaptação, desenvolvimento. 2014. № 1 (4). C. 29-35.
17. Korovina N. Yu. Análise bioquímica do sangue como um dos métodos de diagnóstico do autismo / N. Yu. Y. Korovina, D. I. Zolatorev, T. T. Batysheva / / Reabilitação de Crianças e Adolescentes. - 2019. - № 4 (40). - C. 37.
18. Kosarev M. O. Alterações na enolase específica de neurónios (nse) e na proteína s100 no soro sanguíneo de doentes com encefalopatia dyscirculatória com perturbações de ansiedade concomitantes / M. O.. O. Kosarev: Coleção de artigos científicos de jovens cientistas dedicados ao Dia da Ciência Russa. - 2018. - C. 74-78.
19. Kotlyarov V.L. Estereotipias motoras na estrutura dos distúrbios psicóticos e não psicóticos do espetro do autismo / V.L. Kotlyarov, N.V. Simashkova, G.V. Kozlovskaya, M.A. Kalinina, M.V. Ivanov // Saúde Mental. 2016. T. 14. № 2 (117). C. 69-78.
20. Leshchenko, S. V. Autismo em crianças: causas, tipos, sinais e recomendações aos pais // Young Scientist. - 2018. - № 48 (234). - C. 253-257.
21. Maltsev D. V. Fenótipo clínico e laboratorial alargado na perturbação do ciclo do folato geneticamente determinada em crianças com perturbações

do espetro do autismo // International Journal of Neuroscience. - 2018. - №. 5 (99).

22. Misyuk N.N. Estudos neurofisiológicos no autismo / N.N. Misyuk, T.V. Dokukina, S.A. Marchuk, N.A. Sergeeva, S.A. Greben // Psiquiatria, Psicoterapia e Psicologia Clínica. 2012. № 4 (10). C. 96-109.
23. Mukhin K.Y. Desintegração epileptiforme cognitiva e síndromes semelhantes. In: Mukhin K.Y., Petrukhin A.S., Kholin A.A. Encefalopatias epilépticas e síndromes semelhantes em crianças. Moscovo: Art-Service Ltd, 2011. C. 396-426.
24. Nikolskaya O. S., Baenskaya E. R., Liebling M. M. Criança autista / Nikolskaya O. S., Baenskaya E. M. S., Baenskaya E. R. R., Liebling M. M. M.: Terevinf, 2017, 134 p.
25. Nikolskaya O.S. A estrutura das perturbações de saúde mental no autismo infantil. Almanaque do Instituto de Pedagogia Correcional da Academia Russa de Educação. 2014. № 18-1. C. 3.
26. Nikolskaya O.S., Baenskaya E.R., Liebling M.M. Criança autista. Formas de ajuda. Moscovo: Terevinf, 2010. 288 c.
27. Nogovitsyn V.Y., Nesterovsky Y.E., Osipova G.N. et al. Atividade epileptiforme em crianças sem epilepsia: correlações clínicas e electroencefalográficas. //Jurn Neurol Psychiatr 2013;(6):42-6.
28. Valor prognóstico da determinação de autoanticorpos maternos no período de preparação pré-gravídica, afetando o desenvolvimento do transtorno do espetro do autismo na criança: edição científica / A. M. Torchinov [et al.] // Obstetrícia e Ginecologia. - M., 2017. - N12. - C. 60-66.
29. Análise proteómica do perfil proteico dos soros sanguíneos de crianças autistas/A. L. Kaisheva, A. T. Kopylov, I. Yu Yurov, S. G. Vorsanova, et al. L. Kaisheva, A. T. Kopylov, I. Yu Yurov, S. G. Vorsanova, et al //Voprosy prakticheskaya paediatria. - 2016. - T. 11. № 5. - C. 12-17.

30. Rabbani N. Autism spectrum disorders: in search of blood biomarkers (Perturbações do espetro do autismo: em busca de biomarcadores sanguíneos). Rabbani, P. D. Thornalley// Autismo e perturbações do desenvolvimento. - 2019. - T. 17. № 1 (62). - C. 15-23.
31. Rostomashvili I.E., Ufaeva N.Yu. A peculiaridade da manifestação da comunicação em pré-escolares com autismo infantil e seu desenvolvimento por meio da hipoterapia // Uspekhi sovremennoi nauki. 2016. T. 6. № 10. C. 129-135.
32. Simashkova N.V. Autismo atípico na infância. Avtoref. dis. ... Dr. de ciências médicas. 2013. 44 c.
33. Simashkova N.V. New approaches to the problem of atypical autism. In: Anais do XIV Congresso de Psiquiatras da Rússia. M., 2016. C. 223.
34. Simashkova N.V. Farmacoterapia eficaz e reabilitação de doentes com perturbações do espetro do autismo. Jornal de Neurologia e Psiquiatria. C.C. Korsakov. 2011. № 3. C. 14.
35. Simashkova N.V., Klushnik T.P., Koval-Zaitsev A.A., Yakupova L.P. Abordagens clínicas e biológicas para o diagnóstico de autismo infantil e esquizofrenia infantil // Autismo e distúrbios do desenvolvimento. 2016. T. 14. № 4 (53). C. 51-67.
36. Simashkova NV, Yakupova LP, Bashina VM Aspectos clínicos e neurofisiológicos das formas graves de autismo em crianças // Zhurn neuropathol psychiatr 2013;106(7):12-9.
37. Strozenko L. A. et al. Distribuição dos genes do ciclo do folato na população de adolescentes em Barnaul, Altai Krai // Mãe e filho em Kuzbass. - 2015. - №. 1.
38. Tatarkova E. A. et al. Influência das variantes polimórficas dos genes do ciclo do folato no processo de interrupção precoce da gravidez nos residentes da República da Adiguésia //Vestnik Adygeya State University. Série 4: Ciências naturais-matemáticas e técnicas. - 2016. - №. 1 (176).

39. Trailin A. V. V. Protein s100v: neurobiology, significance in neurological and psychiatric pathology/A. V. Trailin, O. A. Levada//International Neurological Journal. - 2009. - № 1. - C. 166-175.
40. Índices trombo-dinâmicos de hipercoagulabilidade do sangue em crianças com autismo infantil e esquizofrenia infantil/ O. S. Brusov. S. Brusov, N. V. Simashkova, N. S. Karpova, M. I. Fator, S. G. Nikitina // Journal of Neurology and Psychiatry. C. C. Korsakov. - 2019. - T. 119. № 1. - C. 59-63.
41. Índices trombodinâmicos de hipercoagulabilidade com coágulos espontâneos no plasma e autismo infantil: relação de correlação com a gravidade da catatonia/O. S. Brusov, N. V. Simashkova, N. S. Karpova, et al: A ciência psiquiátrica na história e na perspetiva. Actas da Conferência Científica e Prática do Jubileu de Toda a Rússia com participação internacional, dedicada ao 75.º aniversário do Centro Científico de Saúde Mental. - 2019. - C. 175-178.
42. As plaquetas como modelo de neurónios em estudos bioquímicos de doenças psiquiátricas/I. S. Boksha, O. K. Savushkina, T. A. Prokhorova, et al. S. Boksha, O. K. Savushkina, T. A. Prokhorova, et al //Medico-Pharmaceutical Journal Pulse. - 2022. - T. 24. № 1. - C. 15-24.
43. Filippova N. V., Barylnik Y. B. Epidemiologia do autismo: uma visão moderna do problema // Psiquiatria Social e Clínica. 2014. T. 24, № 3. C. 96-101.
44. Khalimova H. M. Extrapyramidal casalliclard s100v oksil mikdorining xarakatga boglik boulmagan belgilar bilan uzaro boglikligi / H. M. Khalimova, R. J. Matmurodov / Journal of Theoretical and Clinical Medicine. M. Khalimova, R.J. Matmurodov//Journal of Theoretical and Clinical Medicine. - 2016. - № 2. - C. 91-94.
45. Chigrinets A.N. Conceito, sinais de autismo na primeira infância e estratégias de apoio a crianças com autismo na primeira infância // Leituras Lomonosov em Altai: problemas fundamentais da ciência e da

educação: Coleção de artigos científicos da conferência internacional. Universidade Estatal de Altai. 2015.C. 2248-2249.

46. Abrahams B.S., Geschwind D.H.. Ligar os genes ao cérebro nas perturbações do espetro do autismo. Arch Neurol 2010;67(4):395-9.
47. Ajabi, Samereh, Farhad Mashayekhi e Elham Bidabadi. "Um estudo do polimorfismo do gene MTRR 66A> G em pacientes com autismo do norte de
48. Boddaert N., Zilbovicius M., Philipe A. et al. Achados de RMN em 77 crianças com perturbação autista não sindrómica. PLoS One 2009;4(2):e4415.
49. Bosco, Paolo, Rosa-Maria Guéant-Rodriguez, Guido Anello, Concetta Barone, Farès Namour, Filippo Caraci, Antonino Romano, Corrado Romano e Jean-Louis Guéant. "Polimorfismo da metionina sintase (MTR) 2756 (A → G), dupla heterozigosidade metionina sintase 2756 AG / metionina sintase redutase (MTRR) 66 AG e homocisteinemia elevada são três fatores de risco para ter um filho com síndrome de Down." American Journal of Medical Genetics Part A 121.3 (2014): 219-224.
50. Bottema-Beutel K, Malloy C, Lloyd BP, Louick R, Joffe-Nelson L, et al. Associações sequenciais entre a conversa do cuidador e a brincadeira da criança no transtorno do espetro do autismo e no desenvolvimento típico.Child Dev. 2017 May 26.
51. Brian JA, Smith IM, Zwaigenbaum L, Bryson SE.Ensaio de controlo aleatório entre locais da intervenção mediada pelo cuidador do ABC social para crianças com perturbação do espetro do autismo.Autism Res. 2017 Jun 2.
52. Brown AC, Crewther DP.Crianças autistas mostram uma relação surpreendente entre perceção visual global, inteligência não verbal e função parvocelular visual, não vista em crianças com desenvolvimento típico.Front Hum Neurosci. 2017 May 11;11:239.

53. Buie T., Campbell D.B., Fuchs G.J. 3rd et al. Avaliação, diagnóstico e tratamento de distúrbios gastrointestinais em indivíduos com ASDs: um relatório de consenso Pediatrics 2010;125 Suppl 1:S1-18.
54. Coutinho E, Jacobson L, Pedersen MG, Benros ME, Nørgaard-Pedersen B, et al. Os autoanticorpos CASPR2 são aumentados durante a gravidez em mães de crianças com atraso mental e distúrbios do desenvolvimento psicológico, mas não com autismo.J Neurol Neurosurg Psychiatry. 2017 Jun 1. pii: jnnp-2016-315251.
55. Demirci E.Autism Spectrum Disorder and Phenylketonuria: Dyzygotic Twins with Double Syndrome. Noro Psikiyatr Ars. 2017 Mar;54(1):92-93.
56. Deonna T., Roulet-Perez E. Epilepsia e perturbações autistas. In: Trimble M., Schmitz B. et al. The neuropsychiatry of epilepsy. 2ª ed., Cambridge University Press, 2011. Cambridge University Press, 2011. P. 24-38.
57. Ecker C, Schmeisser MJ, Loth E, Murphy DG.Neuroanatomia e Neuropatologia do Transtorno do Espectro do Autismo em Humanos.Adv Anat Anat Embryol Cell Biol. 2017;224:27-48.
58. Emanuele E., Orsi P., Boso M. et al. Endotoxemia de baixo grau em pacientes com autismo grave. Neurosci Lett 2010;471(3):162-5.
59. Freitag C.M., Staal W., Klauck S.M. et al. Genetics of autistic disorders: review and clinical implications. Eur Child Adolesc Psychiatry 2010;19(3):169-78.
60. Gepner B., Feron F. Autismo: um mundo a mudar demasiado depressa para um cérebro mal ligado? Neurosci Biobehav Rev 2009;33(8):1227-42.
61. Hudac CM, Stessman HAF, DesChamps TD, Kresse A, Faja S, et al. Explorando a heterogeneidade dos índices sociais neurais para etiologias geneticamente distintas do autismo.J Neurodev Disord. 2017 May 26;9:24.

62. James, S. Jill, Stepan Melnyk, Stefanie Jernigan, Oleksandra Pavliv, Timothy Trusty, Sara Lehman, Lisa Seidel, David W. Gaylor e Mario A. Cleves, "A functional polymorphism in the reduced folate carrier gene and DNA hypomethylation in mothers of children with autism. Cleves, "A functional polymorphism in the reduced folate carrier gene and DNA hypomethylation in mothers of children with autism" (Um polimorfismo funcional no gene transportador de folato reduzido e hipometilação do ADN em mães de crianças com autismo). American Journal of Medical Genetics Part B: Neuropsychiatric Genetics 153.6 (2010): 1209-1220.
63. Kalb LG, Stuart EA, Mandell DS, Olfson M, Vasa RA.Gestão de crises de saúde mental entre jovens com e sem ASD: uma pesquisa nacional de psiquiatras infantis.Psychiatr Serv. 2017 Jun 1:appips201600332.
64. Kamp-Becker I, Poustka L, Bachmann C, Ehrlich S, Hoffmann F, et al.Protocolo de estudo da ASD-Net, o consórcio de investigação alemão para o estudo da Perturbação do Espectro do Autismo ao longo da vida: desde uma melhor compreensão etiológica, passando por um diagnóstico válido, até cuidados de saúde mais eficazes.BMC Psychiatry. 2017 Jun 2;17(1):206.
65. Kathuria A, Sala C, Verpelli C, Price J.Modelação de neurónios autistas com células estaminais pluripotentes induzidas.Adv Anat Anat Embryol Cell Biol. 2017;224:49-64.
66. Khetrapal N. A estrutura da consciência afectiva perturbada no autismo. Neuropsychiatr Dis and Treat 2017;4(3):531-3.
67. Koegel RL, Oliver K, Koegel LK.The Impact of Prior Activity History on the Influence of Restricted Repetitive Behaviour on Socialisation for Children With High-Functioning Autism.Behav Modif. 2017 Jun 1:145445517706346.
68. Kogan M.D., Blumberg S.J., Schieve L.A. Prevalência do diagnóstico de perturbação do espetro do autismo relatado pelos pais entre crianças nos EUA, 2017. Pediatrics 2009;124(5):1395–403.

ÍNDICE DE CONTEÚDOS

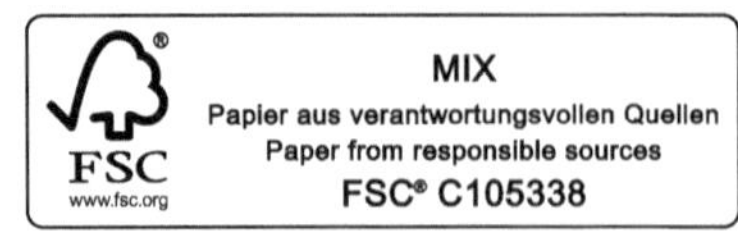

Printed by Books on Demand GmbH, Norderstedt / Germany